C. J. LLEWELYN

VAGUSNERV UND CHAKRAS IM EINKLANG

C. J. LLEWELYN

VAGUSNERV UND CHAKRAS IM EINKLANG

Praktische Übungen zur Selbstheilung, Stressbewältigung und energetischen Reinigung

IRISIANA

Translated from Chakras and the Vagus Nerve:
Tap Into the Healing Combination of Subtle Energy & Your Nervous System

Published by Llewellyn Publications Woodbury, MN 55125 USA
www.llewellyn.com

Übersetzung: Claudia Callies
Korrektorat: Susanne Schneider
Projektleitung und Lektorat: Inga Heckmann
Herstellung: Timo Wenda
Abbildungen: Llewellyn Art Department (original concepts by author)
Coverdesign und Umschlaggestaltung unter Verwendung eines Motivs von
© Shutterstock_ 1930585475 OH, JA! (www.oh-ja.com)

FSC
www.fsc.org
MIX
Papier | Fördert gute Waldnutzung
FSC® C014496

Penguin Random House Verlagsgruppe FSC® N001967

1. Auflage

in der Penguin Random House Verlagsgruppe GmbH,
Neumarkter Straße 28, 81673 München
Satz: GGP Media GmbH, Pößneck
Druck und Bindung: GGP Media GmbH, Pößneck
ISBN 978-3-424-15472-6

INHALT

ÜBUNGEN

Kapitel 1

Kapitel 2

Kapitel 3

Kapitel 4

VORWORT

In diesem Buch beschreibt C.J. Llewelyn ihre wegweisenden Erkenntnisse über die wichtige Rolle, die die Verbindung zwischen den Chakras und dem Vagusnerv bei der Selbstfürsorge und Selbstheilung von psychischen Problemen spielen kann. Damit leistet sie einen wertvollen Beitrag zu der modernen Strömung, wissenschaftliche Fortschritte mit altem Wissen zu verbinden, um unser Verständnis für die Gesundheit von Geist, Körper und Seele zu verbessern. Mit ihren Erkenntnissen erweitert sie unser Bewusstsein dafür, wie wir für uns selbst sorgen können.

Zum ersten Mal wurde ich auf C.J. Llewelyns ausgezeichnete Arbeit und ihr umfassendes Wissen aufmerksam, als ich eine Zeit lang ein Büro neben ihrer Praxis gemietet hatte. Wir waren damals beide sehr eingespannt, fanden aber dennoch hin und wieder Gelegenheit, um uns über neue Ideen und Entwicklungen im Zusammenhang mit unserer Arbeit auszutauschen. Als examinierte Krankenschwester, Reiki-Meisterin und Life Between Lives Facilitator des Michael Newton Institute waren mir der Vagusnerv, die Chakras und das feinstoffliche Energiesystem des Körpers natürlich nicht fremd. Ich war mit der Materie vertraut und hatte mich selbst viel mit Methoden zur Lösung von Energieblockaden zur Förderung körperlicher Heilung beschäftigt.

Bei unseren Gesprächen erzählte mir C.J., wie sie ihr Wissen in ihrer psychotherapeutischen Praxis einsetzte, um innovative Heilungsansätze zu entwickeln. Ich war fasziniert und begeistert von ihren Ideen über die Beziehung zwischen dem Vagusnerv und den Chakras und davon, wie sie ihren Patientinnen zu emotionaler Heilung und Selbstfürsorge verhalf. Auf diese Weise ermöglichte sie ihnen, besser mit ihren emotionalen Reaktionen im täglichen Leben umzugehen.

Die Chakras und das feinstoffliche Energiesystem des Körpers werden im Laufe der Entwicklung des menschlichen Fötus im Mutterleib in das Nervensystem des Körpers integriert. Die Lehren von Dr. Michael Newton haben gezeigt, dass wir Seelen sind, die sich mit einem menschlichen Körper verbinden, um ein Leben auf der Erde zu führen und spirituell voranzukommen.[1] Die Seele verbindet sich irgendwann während der Schwangerschaft mit dem Fötus, normalerweise um den vierten oder fünften Monat herum. Während dieser Zeit, in der sich das Gehirn vollständig ausbildet, bringt die Seele ihren Geist mit dem Gehirn in Einklang. Die Seele ist reine Energie und folgt den neuronalen Bahnen des Gehirns. Sie lernt die Gehirnwellenmuster des Fötus kennen, um sich in sie einzufügen.

Vom Vagusnerv hörte ich zum ersten Mal im Anatomie- und Physiologieunterricht am College, als ich mich auf meine Ausbildung zur Krankenschwester vorbereitete. Meine Mitstudierenden und ich hatten Mühe, uns zu merken, wo er sich im Körper befindet und wie er funktioniert. Er schien uns ein ziemlich komplizierter Teil des Nervensystems zu sein, der wenig mit der klinischen Praxis zu tun hatte, auf die wir uns so freuten.

Damals lernten wir, dass der Vagusnerv der längste Nerv des menschlichen Körpers ist, der im Hirnstamm entspringt und bis in die Bauchhöhle zieht. Die Liste seiner Funktionen füllte mehr als eine Heftseite. Der Vagusnerv ist an fast allen physiologischen Vorgängen beteiligt. Er ist das unbewusste Kontrollsystem des Körpers, das hilft, unsere inneren Organe zu regulieren, um ein Gleichgewicht herzustellen und unsere Gesundheit zu optimieren.[2]

Der Vagusnerv koordiniert auch unsere körperlichen Reaktionen, um uns zu schützen, und warnt uns vor Gefahren. Er ist ein wichtiger neuronaler Pfad im Körper, der die Informationen zwischen unserem Gehirn und den anderen inneren Organen übermittelt. Ohne dass wir uns dessen bewusst sind, scannt das Gehirn die

Umgebung nach Anzeichen von Gefahr, alarmiert uns und bereitet uns auf Kampf oder Flucht vor. In Extremsituationen führt das Gehirn eine Art Notabschaltung durch und wir fallen in eine Schockstarre. Auf der anderen Seite sucht der Vagusnerv nach Anzeichen von Sicherheit, die es uns ermöglichen, ruhig zu bleiben und uns für soziale Interaktionen mit anderen Menschen zu öffnen.[3]

Irgendwann später wurde ich Usui-Reiki-Meisterin. Reiki arbeitet mit der Lebensenergie, die in den Körper eintritt, durch ihn zirkuliert und ihn über rotierende Energiezentren, die Chakras, wieder verlässt.[4] Nach altem Wissen gibt es viele Chakras im menschlichen Körper, von denen sieben die Hauptchakras sind, beginnend am unteren Ende der Wirbelsäule bis hinauf zum Scheitelpunkt des Kopfes.[5]

Die Reiki-Lehre besagt, dass die Hauptchakras mit großen Nervennetzen im Körper verbunden sind, die wiederum über den Vagusnerv mit allen inneren Organen in Verbindung stehen.[6] Die Wechselwirkungen zwischen den Chakras und dem Vagusnerv können zur körperlichen Heilung genutzt werden. Ich wende Reiki an, um Ängste zu beruhigen, leichte bis mittlere Schmerzen zu lindern, Übelkeit zu behandeln und Heilung zu unterstützen.

C.J. Llewelyn hat meisterhaft einen Ansatz entwickelt, der die gängigen therapeutischen Methoden zur Traumabearbeitung kombiniert und die Heilung zwischen den Chakras und dem Vagusnerv integriert. Die Bewältigung und Verarbeitung von Emotionen geschieht durch die Interaktion des Vagusnervs mit Herz, Gehirn und Darm. Llewelyn beschreibt diese Wechselwirkungen ausführlich. Sie gibt Tipps zur Selbstfürsorge, um intensive mentale und emotionale Zustände auszugleichen, und bietet eine Art Anleitung zur seelischen Heilung.

Der Vagusnerv ist ein mächtiges Nervengeflecht. Die jüngste Forschung hat einige vielversprechende Erkenntnisse zutage gefördert, die große Hoffnungen für Fortschritte im Bereich der psychischen Gesundheit wecken. Dies ist ein aufstrebendes Forschungsgebiet. Die Stimulation des Vagusnervs wurde auf ihre mögliche Wirkung bei therapieresistenten Depressionen und Krankheiten wie Epilepsie, Diabetes und dem posttraumatischen Belastungssyndrom untersucht.[7] Es hat sich gezeigt, dass der Vagusnerv nach Stress eine Entspannungsreaktion auslöst. Unser Darm kann über den Vagusnerv Signale an unser Gehirn senden, wie wir uns fühlen. Bauchgefühle sind sehr real.[8]

Die Arbeit von C. J. Llewelyn hat einen neuen Weg zur emotionalen Selbstfürsorge und Heilung über die Chakras und den Vagusnerv eröffnet. Es ist ein Weg, der uns zu einer neuen Art des Denkens über unseren Körper, unser Sein, unsere Emotionen und unsere Interaktionen mit der Umwelt führen kann.

Dr. Ann J. Clark
Michael Newton Institute Life Between Lives Facilitator
Usui-Reiki-Meisterin

EINFÜHRUNG

In diesem Buch geht es um die Fähigkeit zur Selbstheilung durch das Verständnis der regenerativen Kräfte des Vagusnervs und der Chakras. Diese beiden getrennten Systeme – das eine nach wissenschaftlichen Grundsätzen gemessen, das andere durch spirituelle Praktiken erfahren – verbinden sich in unserem Körper perfekt miteinander. Beide haben die Kraft, unser körperliches, seelisches und geistiges Wohlbefinden so gut wiederherzustellen, dass es unsinnig wäre, eines von ihnen zu vernachlässigen, wenn wir nach Ganzheit streben. Wer jemals mit Ängsten, Depressionen oder emotionaler Dysregulation zu kämpfen hatte, vielleicht traumatische Erfahrungen in der Kindheit oder im Erwachsenenalter gemacht hat und/oder an den Folgen von Traumata im Körper leidet, wird von diesem Buch profitieren. Ebenso alle, die sich endlich ihrem Leiden, das sich im Körper manifestiert, stellen und wissen und lernen wollen, wie sie sich selbst heilen können.

Der Vagusnerv hilft uns, uns in unserer Umgebung zurechtzufinden. Er kann das emotionale Wohlbefinden bestimmen, indem er unsere körperliche und emotionale Sicherheit bewertet. Wie wir in diesem Buch noch sehen werden, sendet er Signale nach oben zum Gehirn und nach unten zu den Organen und anderen Systemen mit Informationen darüber, wie wir mit Menschen und Situationen umgehen sollen.

Die Chakras sind die Energiezentren unseres Körpers. Wir können sie spüren, wenn wir feinstoffliche Praktiken wie Meditation, Yoga, Körperarbeit, Visualisierungen und Atemarbeit ausüben oder schamanische Erfahrungen erleben, die unser Gewahrsein so weit verlangsamen, dass eine Verbindung mit unserem Körper entsteht.

Sie erfassen unseren persönlichen Zustand und steuern unseren Weg durch die Welt mit der Präzision und Feinheit von Schallwellen. Die Chakras sind eigentlich immer in unserem Körper spürbar, auch bei alltäglichen Handlungen, nur halten wir meist nicht lange genug inne, um sie wahrzunehmen.

Die Überlagerung der beiden Systeme ist offensichtlich.

In diesem Buch erfahren Sie, warum sich Emotionen im Körper manifestieren und der Körper sich bei schwierigen Gefühlen wie Angst, Wut oder Traurigkeit manchmal abschaltet. Ich werde erklären, welche Rolle Vagusnerv und Chakras dabei spielen und auf welche Weise der Vagusnerv mit den sieben Hauptchakras im Körper in Verbindung steht. Darüber hinaus werde ich die psychologischen Aspekte der einzelnen Chakras und ihre Beziehung zum Vagusnerv erläutern.

Der Vagusnerv ist ein langer, faseriger Nerv, der quasi im Körper umherschweift (*vagari* bedeutet im Lateinischen »wandern«). Lassen Sie sich aber nicht von seiner scheinbaren Ziellosigkeit täuschen. Der Vagusnerv dient auch als unverschlossenes Tor zur inneren Ruhe. Wenn Sie Spiritualität als eine Verbindung mit dem Seelenselbst in Ihnen verstehen und wie dieses Seelenselbst das Menschsein erlebt, dann ist Ihr Nervensystem der Weg, um mit Ihrem inneren Frieden verbunden zu bleiben.

Jeder Ast des Vagusnervs sendet und empfängt Informationen, die uns auf unserem Lebensweg unterstützen. Der Vagusnerv wird auch als (zehnter) Hirnnerv bezeichnet, da er vom Gehirn über Hals und Brust bis in den Bauchraum verläuft. Er leitet Informationen vom Gehirn zu den Organen und reguliert Herz, Lunge und Verdauungstrakt. Der Vagus ist eigentlich ein Nervenpaar mit einer linken und einer rechten Seite, funktioniert aber als ein System. Mithilfe des Gehirns speichert der Vagusnerv »Datensätze« von Erfahrungen und die Bedeutung, die Sie ihnen geben. Er registriert Ereignisse und greift dann auf diese Informationen zurück, wenn er das Gefühl hat, dass der Körper in bestimmten Situationen geschützt werden muss.

Wenn wir alte emotionale Wunden nicht heilen – oder die im Körper gespeicherten »Datensätze« nicht verändern –, dann werden wir durch unsere Vergangenheit definiert und sind gezwungen, alte Bewältigungsstrategien anzuwenden, die für die aktuelle Situation möglicherweise unangemessen sind. Wir reagieren auf unsere Vergangenheit und sind nicht präsent für das, was gerade geschieht. Dies ist vielleicht die einfachste Art zu beschreiben, was es bedeutet, traumatisiert zu sein.

Jedes Mal, wenn Sie alte Schmerzen verdrängen, schieben Sie sie tiefer in Ihren Körper. Der Schmerz sitzt dann im Vagusnerv, in den Organen, Muskeln, Faszien und im Gehirn; der »Datensatz« wird verstärkt. Diese energetische Erinnerung, die in Ihrem physischen Selbst gespeichert ist, schwingt dann durch die feinstofflichen Energien Ihres Körpers nach außen. Feinstofflich sind in diesem Fall die Chakras, die Schwingungen aussenden und empfangen. Ungeheilter emotionaler Schmerz manifestiert sich als körperlicher Schmerz. Ihr System will gehört werden.

Ich bin approbierte Psychotherapeutin mit einem Masterabschluss in Familientherapie und habe Erfahrung in Traumaheilung und in der Arbeit mit Menschen im Genesungsprozess. Ich bin in Behandlungsweisen ausgebildet, die blockierte Energien im Körper freisetzen. Die von mir am häufigsten in meiner Praxis angewendeten Methoden sind körperorientiert. Dazu gehören Eye Movement Desensitization and Reprocessing (EMDR), Internal Family Systems (IFS), Achtsamkeit, somatische Arbeit und Klopfakupressur.[9]

Mit den in diesem Buch beschriebenen Vorgehensweisen lege ich bei Betroffenen den Grundstein für die Verarbeitung ihrer traumatischen Erlebnisse. In meinem Berufsfeld nennen wir das »Ressourcenaktivierung«. Dazu gehören Selbstberuhigungsübungen, Erdung und andere wohltuende und entspannende Ansätze, die dem Vagusnerv helfen, auf eine Weise zu arbeiten, die sich sicher anfühlt. Die Übungen in diesem Buch sind einige der Ressourcen, die ich in meiner Praxis anwende.

Im Laufe der Jahre – und durch meine Ausbildung in Yoga und feinstofflicher Energiearbeit – habe ich die Überlagerung von emotionalen Mustern und Chakras erkannt. Ich habe Fähigkeiten im Umgang mit diesen Energien entwickelt, die es mir ermöglichen, Menschen zu helfen, ihren Körper zu verstehen – sowohl die Chakras als auch den Vagusnerv. Dabei hilft mir auch meine Erfahrung als Reiki-Meisterin in der Usui-Linie von Dr. Ann Clark. Diese Energiepsychologie fließt in meine Arbeit ein, je nachdem, wie es der Hilfe suchenden Person guttut. Meine Yogaausbildung als junge Erwachsene hat mir geholfen, mich mit den Chakras auf eine Weise zu verbinden, die für mich selbst transformierend war. Die Chakras sind ein wunderbarer Zugang zu unserer Seele und unserem körperlichen Wohlbefinden. Sie enthalten Informationen und übermitteln sie, wenn wir achtsam sind. Kurz gesagt sehe ich die Chakras als das Licht unseres authentischen Selbst, das nach außen strahlt und als Sensor für unsere innere Führung dient.

Ich lade Sie ein, diese Gelegenheit zu nutzen, um mehr über Ihren Körper zu erfahren. Wenn Sie Ihre neuronalen Schaltkreise verstehen, können Sie die Informationen, die sie senden, erkennen und vielleicht beruhigen. Und wenn Sie Ihre Chakras verstehen, können Sie auf Ihre feinstofflichen Energien hören, um Hinweise zu erhalten. Hier finden Sie das Tor zu Ihrer Seele. Zu wissen, was im Körper vorgeht, bedeutet auch zu wissen, was im Geist und in der Seele vorgeht.

Was Sie von diesem Buch erwarten können

Das Wichtigste, was Sie aus diesem Buch mitnehmen können, ist die Erkenntnis, dass Ihr Körper mehr als drei Viertel der Informationen enthält, die Sie über sich selbst wissen müssen, um alte Wunden zu heilen. Der Vagusnerv und die Chakras leiten die Informationen weiter, das Gehirn filtert und ordnet sie.

In den folgenden Kapiteln werde ich das Was und Warum der Verbindung zwischen Ihrem Körper und Ihrem Seelenselbst darlegen. Ich werde Ihnen erläutern, wie der vagale Teil des Nervensystems funktioniert und wie er mit den feinstofflichen Energien Ihrer Chakras verflochten ist. Ich werde den Vagusnerv mithilfe der Polyvagaltheorie erklären und aufzeigen, wie sich die Energien der Chakras überschneiden. Dabei richte ich mich sowohl an Therapierende, die diese Energien bei einer Patientin oder einem Patienten wahrnehmen und möglicherweise damit arbeiten möchten, als auch an Laien, die mehr über Selbstheilung und die Rolle ihres Körpers bei der emotionalen, psychologischen Heilung erfahren möchten.

Was ich nicht für Sie tun kann, ist, Ihre innere Energie zu definieren. Wenn ich mich darauf beziehe, verwende ich die Begriffe *»Seele«* oder *»authentisches Selbst«*. Das Seelenselbst ist kein religiöser Begriff – es sei denn, Sie möchten ihn so interpretieren. Es ist ein einfaches Wort, das eine erhabene Energie beschreibt, über die wir alle verfügen. Ich kann Ihnen diese Arbeit nicht abnehmen, Sie müssen sich schon selbstständig mit Ihrem Seelenselbst verbinden. Dies ist wohl eine Aufgabe, die wir alle haben, wenn wir hierherkommen.

Ziel dieses Buches ist es, Ihnen zu helfen, die körperlich vorhandenen Aspekte Ihres Selbst als geistige und die geistigen Aspekte als körperliche zu verstehen. Es geht darum, Ihr seelisches und geistiges Wachstum zu unterstützen, indem Sie die konkret fassbaren Hinweise in Ihrem System erkennen. Wenn Sie die Verbindung zwischen den körperlichen, seelischen und geistigen Aspekten Ihres Selbst finden, können Sie diese Triade nutzen, um sich auf die Reise zu begeben, die Ihr Seelenselbst unternehmen möchte.

Das Hauptthema der ersten drei Kapitel sind der Vagusnerv und die Chakras. Ich werde erklären, was der Vagusnerv bewirkt und wie ein Gefühl der Sicherheit entscheidend ist, um eine Verbindung zu unserem Seelenselbst herzustellen. In den Kapiteln 4 bis 10 werde ich auf die einzelnen Chakras näher eingehen und erläutern, wie ich ihre seelischen Dimensionen sehe, basierend darauf, wie sie in Therapiesitzungen zum Vorschein kommen. Ich werde auch zeigen, wie ich jedes Chakra mit dem Vagusnerv in Einklang bringe sowie verbinde und wie diese Bahnen für die Heilung nützlich sind. Übungen zur Selbstberuhigung und Erdung runden die Kapitel ab. Das Buch schließt mit grundlegenden Informationen darüber, was ein Trauma ist und wie es in meinem Berufsfeld definiert wird. Sie erhalten Empfehlungen, wie Sie Ihren Weg unter professioneller Anleitung weitergehen können.

Die Erkenntnisse über den Vagusnerv, die ich mit Ihnen teilen möchte, habe ich im Laufe meiner langjährigen Beschäftigung mit der Polyvagaltheorie gewonnen. Sie wurde 1993 von dem amerikanischen Psychiater und Neurowissenschaftler Stephen Porges entwickelt.[10] Seine Forschungen waren für den Bereich der Traumatherapie von großer Bedeutung und haben auch meine Arbeit beeinflusst. Durch die Polyvagaltheorie beginnt man zu verstehen, dass körperliche Empfindungen eine zentrale Rolle bei Emotionen spielen.

Wenn ich in diesem Buch von der Reise Ihres Seelenselbst auf dieser Erde spreche, beziehe ich mich häufig auf die qualitative Forschung des Michael Newton Institute über das Leben zwischen den Leben.[11] Die Erkenntnisse, die ich aus dieser Forschung gewonnen habe, waren eine gute Ergänzung zu meiner Ausbildung als Familiensystem-Therapeutin. Daher verwende ich die Begriffe »authentisches Selbst« und »Seelenselbst« nahezu synonym. Beide beziehen sich auf das innere Licht und die innere Weisheit.

Mit diesem Buch biete ich Ihnen Einsicht und Wissen an, aber ich kann weder definieren, was Ihr Trauma ist, noch kann ich es auflösen. Ein solches Versprechen wäre unseriös, denn Traumaheilung braucht Zeit und eine sichere Umgebung mit einer ausgebildeten und anerkannten therapeutischen Fachperson. Unter Anleitung einer solchen Fachkraft können Sie eine genaue Einschätzung Ihrer Herausforderungen erhalten, sich Heilungsziele setzen und Bewältigungsstrategien entwickeln, die Ihnen helfen, die in Ihrem Körper gespeicherten Traumareaktionen zu lindern. Die Übungen in diesem Buch sind Hilfsmittel, um diese Grundlage zu schaffen.

Die Heilung von Traumata oder Verletzungen aus der Vergangenheit ist ein Prozess von innen nach außen. Erinnerungen, die in unserem Vagusnerv gespeichert sind, treten durch die Chakras nach außen. Energieheilung kann vorübergehend Erleichterung bringen, ändert aber nichts an der Art und Weise, wie der Körper mit Signalen der Unsicherheit umgeht. Energiearbeit ergänzt gegebenenfalls eine Traumatherapie, indem sie hilft, das Vertrauen in den eigenen Körper wiederzugewinnen.

Wenn wir seelisch wachsen, dehnen wir uns geistig aus. Manchmal ist das chaotisch, manchmal unbequem und manchmal schmerzhaft. Aber jeder Weg, den wir gehen, jede Brücke, die wir überqueren, ist ein weiterer Kilometer Abenteuer, den unsere Seele erleben darf. Ich hoffe, dieses Buch wird Sie inspirieren. Zumindest hoffe ich, dass es Ihnen ein Wegweiser auf Ihrer Reise zurück zu Ihrem inneren Licht sein kann.

TEIL 1

EIN SEELENVOLLER UMGANG MIT DEM EIGENEN KÖRPER

KAPITEL 1

DAS FEINSTOFFLICHE DU

Alles an Ihrem physischen Selbst dient einem höheren Zweck, und dieser Zweck ist singulär, nur für Sie. Ihr Weg und Ihre Reise sind einzigartig. Dr. Michael Newton, Dr. Brian Weiss und andere Wissenschaftler haben in jahrzehntelanger qualitativer Forschung festgestellt, dass alle Aspekte der physischen Form eines Menschen Teil eines größeren Plans sind. Ihr authentisches Selbst, Ihre Seele, hat den Körper gewählt, in dem Sie dieses Buch lesen.[12] Das innere Licht, das in Ihnen leuchtet, drängt Sie, dies zu verstehen. Es lädt Ihr menschliches Selbst ein, sich mit Ihrem authentischen Selbst zu verbinden. Letzteres braucht den physischen Körper, um seine Reise zu vollenden. Wenn wir die Dinge so sehen, bekommt das Leben eine außergewöhnliche Bedeutung, nicht wahr?

Die Seele ist allwissend, allweise. Sie ist die reine Essenz. Sie versteht Dinge, die der Verstand und der Körper nicht verstehen. Wie ein Wanderer, der neue Länder erkundet, will die Seele diese Erde erfahren und mit anderen Seelen in Beziehung treten. Sie hat Pläne für ihre Entwicklung und ihre Verwirklichung. Ironischerweise beinhaltet dieser Plan die Verlangsamung ihrer Frequenz, damit sie in einen winzigen menschlichen Körper passt, um diese großartigen Dinge hinzubekommen.[13]

Auch Ihr Körper hat einen Auftrag: am Leben zu bleiben. Seine physische Form ist von dieser Welt. Er sucht Sicherheit um jeden Preis. Sie sind genau wie jedes andere Tier auf diesem Planeten. Bevor Sie Zugang zu den tieferen Bereichen Ihres Seins bekommen, zu denen auch Liebe und Verbundenheit gehören, muss Ihr Körper sicher sein, dass er nicht verletzt wird. Er ist so gut in seinem Job, dass er über eingebaute Systeme verfügt, um potenzielle Zerstörung zu erkennen.

Sobald der Körper etwas Bedrohliches auf sich zukommen sieht (oder zu sehen glaubt), schlägt er Alarm. Wenn ihm vorher schon einmal etwas zugestoßen ist, hat er daraus gelernt. Er reagiert mit noch größerer Intensität und sorgt dafür, dass Sie alles Notwendige tun, um sich zu verteidigen. Seine Programmierung wird mit der Zeit immer ausgefeilter und er weiß, ob er kämpfen, fliehen oder erstarren soll – alles im Dienste der körperlichen Sicherheit.[14]

Der Mensch ist ein Widerspruch in sich selbst. Wir sind ein reines Wesen aus einer höheren Sphäre und gleichzeitig ein mutiges, entschlossenes Tier, das danach strebt, die Art am Leben zu erhalten. Kein Wunder, dass die Menschheit so leicht in die Irre geht und in Schwierigkeiten kommt. Vergessen Sie nie, dass Ihr Körper sich nicht irrt. Seine Informationszentren mögen vielleicht manchmal etwas falsch verstehen, aber der Körper selbst ist ein komplexes Gebilde mit den besten Absichten. Indem Sie Ihren Körper akzeptieren, ehren Sie Ihr geistiges Selbst. Und selbst wenn Sie nicht das bekommen, was Sie für eine optimale spirituelle Erfahrung halten, haben Sie auf jeden Fall eine. Allein schon nur auf diesem Planeten zu sein und zu lernen, ist spirituell.

Wie können Sie also mithilfe des »Anfängergeists« liebevoll und neugierig auf das bleiben, was in Ihrem Körper vorgeht, wenn Sie von Angst, Schmerz oder Selbsthass überwältigt werden?[15] Der Anfängergeist ist im Buddhismus die Fähigkeit, die Dinge so zu sehen, als ob es das erste Mal wäre, auf eine liebevolle und achtsame Weise. Wie finden Sie Frieden, wenn Sie so viel Angst und zu viele negative Gedanken haben? Was tun Sie, wenn Sie deprimiert sind und kaum aus dem Bett kommen? Diese sehr menschlichen Erfahrungen können bewältigt werden, damit es einem wieder besser geht. Ich weiß das, weil ich als Therapeutin jeden Tag Menschen dabei helfe. Mit Ihrer Absicht, zu heilen, und den Informationen, die ich Ihnen in diesem Buch an die Hand gebe, können Sie mehr darüber erfahren, warum Ihr Körper auf eine bestimmte Weise reagiert.

Indem Sie akzeptieren, dass Sie manchmal Abwehrmuster brauchen, um Ihren Körper zu schützen, erkennen Sie Ihr eingebautes Radarsystem an. Wenn Sie in Situationen überreagieren, die keinen Alarm auslösen sollten, können Sie lernen, sich auf heilsame Weise zu beruhigen. Wenn Sie umgekehrt in eigentlich alarmierenden Situationen nicht reagieren, weil Sie die Signale falsch deuten, können Sie Ihr System ebenfalls umprogrammieren. Solche Verhandlungen mit dem Körper schaffen Raum für friedvollere Erfahrungen. Ihr Licht wird heller strahlen als zuvor.

Die Glühbirnentheorie

Wie bei meinen Patientinnen und Patienten in der Praxis möchte ich auch bei Ihnen die Analogie verwenden, dass Sie wie eine Glühbirne sind. Mit diesem Bild stelle ich mir vor, was passiert, wenn Sie seelisch wachsen und heilen. Einfach ausgedrückt: Je heller Sie »brennen«, desto mehr »Wattleistung« bringen Sie in Ihr Leben. Sie ziehen die Situationen und Menschen an, die Ihre Helligkeit widerspiegeln.

Um heller zu werden, müssen Sie verstehen, was Ihnen in Ihrem Leben nicht mehr dienlich ist. Das können zum Beispiel Verhaltensweisen oder Gedanken sein, die Sie in eine Spirale des Leidens führen. Erkennen Sie – und seien Sie dabei ehrlich zu sich selbst – die Muster, die Sie im Schatten gefangen halten. Die Klärung alter Traumata in Ihrem System ist der Kern dieses Prozesses. Sie deckt blinde Flecken auf und bringt Licht in Bereiche Ihres Lebens, die Sie bisher ausgeblendet haben.

Ihre Leuchtkraft zeigt sich in Ihren Chakras. Sie sind die Leuchtfeuer Ihres Seelenselbstes, das von Ihrem Körper nach außen reflektiert wird. Wenn Sie aufgrund alter Ängste keinen Zugang zu Ihrer Seelenenergie haben, wirkt sich das auf die Qualität des Lichts aus, das Sie ausstrahlen. Ihre feinstoffliche Energie mag von der modernen Wissenschaft als nicht messbar abgetan werden. Sie offenbart sich jedoch durch Ihre Präsenz – Sie und andere Menschen können sie spüren. Chakras werden wahrgenommen, so wie die elektrische Leistung einer Glühbirne.

Diese Energiezentren sind Teil Ihrer komplexen Struktur als geistiges Wesen in menschlicher Gestalt. Wenn Ihr Körper durch die Bedeutung, die Sie einer Situation beimessen, physiologisch aktiviert wird, verändern sich die Energieflüsse. Die Art und Weise, wie Sie mit Ihren Gedanken und Ihrer Art, in der Welt zu sein, umgehen, spiegelt sich in den Chakras, diesen Rädern des Lichts, wider. Das ist keineswegs ein Fehler der Natur, und es handelt sich auch nicht um zwei Systeme, die getrennt voneinander funktionieren. Wenn wir verstehen, dass alles im Universum miteinander verbunden ist, dann können wir auch verstehen, wie unser menschlicher Körper und unser spiritueller Körper verbunden sind.

Joans Geschichte: Wenn eine körperliche Notlage seelisches Leid verursacht

Für den Heilungsprozess ist es wichtig, dass Therapierende die Weltanschauung der Menschen respektieren, die bei ihnen Hilfe suchen. Um dies zu veranschaulichen, erzähle ich im Folgenden die Geschichte von Joan. Sie hatte eine direkte Erfahrung mit ihrem Vagusnerv, die sie dazu brachte, sich mit ihrem Körper zu verbinden, auch wenn sie noch nie etwas von Chakras gehört hatte.

Joan kam bleich und unsicher in meine Praxis. Sie hatte ein medizinisches Trauma erlebt und litt unter unerträglichen Panikattacken. Nach jeder Attacke hatte sie stundenlang das Gefühl, außerhalb ihres Körpers zu stehen, und konnte alltäglichen Aufgaben nicht mehr nachkommen. Zur ersten Sitzung musste sie von ihrem Mann gefahren werden.

Joan sah aus, als hätte sie keine Lebenskraft mehr. Ihre Haut war grau, wie bei jemandem, der kurz nach einer Operation noch unter dem Einfluss der Narkose steht. Sie war sichtlich verängstigt und konnte mir nicht in die Augen sehen. Sie setzte sich still hin und blickte sich um, um die Einrichtung des Sprechzimmers in sich aufzunehmen. Ich beugte mich vor und sprach sie an, in der Hoffnung, dass meine Stimme sie beruhigen würde.

»Hallo, Joan. Erzählen Sie mir, wie Sie sich fühlen.«

»So etwas habe ich noch nie erlebt«, sagte sie. »Ich kann nicht schlafen, weil ich Angst habe, nicht mehr aufzuwachen. Tagsüber sitze ich nur zu Hause herum, weil ich meinem Körper nicht mehr traue. Ich könnte ja beispielsweise hinfallen. Ich fühle mich benebelt und manchmal«, sie sah zu mir hin und schien sich Sorgen zu machen, was ich denken würde, »manchmal schaue ich von der Zimmerdecke aus auf mich herab. Ich will mich nicht mehr mit meinen Freundinnen treffen, weil ich das Gefühl habe, verrückt geworden zu sein.«

»Okay«, sagte ich. »Sie können mir vertrauen, ich kann Ihnen helfen.«

Jetzt hielt sie meinem Blick stand. »Mein Pfarrer hat mir gesagt, ich soll niemandem erzählen, dass ich mich ab und zu selbst von außen beobachte. Die Leute würden sonst denken, ich sei übergeschnappt. Er glaubt, ich könnte in der Hölle gewesen und zurückgekommen sein, um gerettet zu werden.«

Joan erzählte mir, dass bei einem medizinischen Routineeingriff das Anästhetikum eine allergische Reaktion bei ihr hervorgerufen hatte. In der Folge hatte sie eine Art Nahtoderfahrung, bei der sie, wie sie sich erinnerte, mit ihrem verstorbenen Vater gesprochen hatte. An Einzelheiten konnte sie sich nicht mehr erinnern, wohl aber daran, dass sie beschloss, zurückzukehren, weil ihre kleinen Kinder sie noch brauchten.

»Die Ärzte sagen, mein … wie heißt das?« Sie warf einen Blick auf ihren mitgebrachten Notizblock. »Mein Vagusnerv?«

Ich nickte, um ihr zu zeigen, dass ich verstand, was sie meinte.

Sie sagte: »Der scheint irgendwie gestreikt zu haben.«

Lächelnd deutete ich auf ein drei Meter langes Poster des Vagusnervs an meiner Wand. »Das ist der, der ›gestreikt‹ und Ihr Herz vorübergehend zum Stillstand gebracht hat.«

»Hm?« Sie starrte auf das Poster.

»Ich nenne ihn Cecil«, sagte ich, und Joan lachte. »Ich bin keine Allgemeinärztin, aber ich weiß, was der Vagusnerv mit uns macht. Ich glaube, wir müssen Sie mit Ihrem Vagusnerv vertraut machen, damit Sie verstehen, was in Ihrem Körper vor sich geht.«

Joans Vater war ein schwerer Alkoholiker gewesen und der Pfarrer glaubte, dass er nun in der Hölle schmorte und Joan ihn vielleicht dort besucht hatte. Der Pfarrer fürchtete offenbar um ihre Seele und sagte ihr, sie müsse Buße tun. Das erschreckte und verwirrte Joan. Sie war von einer Autoritätsperson, der sie vertraute, beschämt worden. Ziel unserer Arbeit musste es sein, Joan zu helfen, Vertrauen in ihre persönliche Erfahrung zu gewinnen und eine Erzählung zu finden, die sie beruhigte. Aber zuerst mussten wir Joan dazu bringen, sich wieder auf ihren Körper zu verlassen, da sie im Moment nicht in der Lage war, im täglichen Leben zu funktionieren.

Menschen, die unter schwerer Dissoziation leiden, haben kein Vertrauen mehr in die Welt und fühlen sich in ihr nicht sicher. Ihr Körper funktioniert nicht mehr richtig. Das passiert meistens, wenn sie verzweifelt sind und sich bedroht fühlen. Sie spalten sich auf verschiedene Weise von ihrem Körper ab. Oft handelt es sich um eine frühkindliche Abwehrreaktion, die sich im Laufe der Jahre verstärkt. Grundsätzlich kann eine Dissoziation bei allen Menschen auftreten, unabhängig von der Schwere des Traumas. Wie bei jeder Traumaarbeit muss der/die Therapierende einschätzen, ob dissoziative Muster vorliegen und wie schwerwiegend sie sind.[16] Es ist auch wichtig, die betroffene Person darüber aufzuklären, was Dissoziation ist, und ihr zu helfen, ihre Muster zu erkennen, damit sie sich auf sichere Weise erden kann. Joan hatte ein medizinisches Trauma erlebt, das sie körperlich und emotional verwirrte. Sie musste sich in meiner Praxis und bei mir sicher fühlen, und ich musste ihr die entsprechenden Ressourcen zur Verfügung stellen. In den ersten Therapiesitzungen gingen wir an der frischen Luft spazieren, da sie mir erzählt hatte, dass sie früher gerne gewandert sei.

Mein Plan war es, sie dazu zu bringen, sich wieder mit ihrem Körper zu verbinden, und zwar auf die einfachste und natürlichste Weise, die jeder von uns kennt: einen Fuß vor den anderen zu setzen und zu gehen. Gehen ist unsere eingebaute Form der bilateralen Stimulation. Einfach ausgedrückt, bedeutet *bilateral* in diesem Zusammenhang, dass wir erst die eine und dann die andere Seite unseres zentralen Nervensystems (und des Vagusnervs) nutzen. Außerdem wird unser Gehirn durch die Beanspruchung sowohl der rechten als auch der linken Gehirnhälfte neu eingestellt, was uns beruhigt. Beim Gehen werden die Muskeln des Unterleibs, des Gesäßes und der Beine beansprucht, wodurch alle Energieformen effektiv fließen. Zusätzlich aktiviert das Gehen die unteren Chakras des Überlebens, der frühen Bindung und der emotionalen Verbindung.

Meine Praxis liegt an einem kleinen See, um den ein Spazierweg führt. Auf diesem Weg fanden unsere ersten Therapiegespräche statt. Im Laufe der Wochen wurde Joans Stimme während der Spaziergänge immer lebhafter, ihre Gedanken und ihre Sprache wurden klarer. Doch als sie eines Tages von ihrem Vater erzählte, erstarrte sie plötzlich und sagte: »Jetzt passiert es schon wieder, dass ich mich von meinem Körper abspalte.«

Darauf fragte ich sie, ob sie sich sicher genug fühle, mich anzusehen. Sie nickte. »Versuchen wir etwas Neues«, sagte ich. »Lassen Sie uns Kniebeugen machen. Sind Sie einverstanden?«

Kichernd folgte sie meinem Beispiel. Nach ein paar Kniebeugen hob ich schließlich die Arme über den Kopf, und sie tat es mir nach.

»Atmen Sie tief in den Bauch ein, so wie ich es Ihnen gezeigt habe, und lassen Sie die Bauchmuskeln locker«, sagte ich. »Nehmen Sie jetzt die Gerüche um sich herum wahr.«

Joan atmete tief ein. »Akelei. Gras.« Sie hielt einen Moment inne. »Etwas Gestank von Frittiertem aus dem Restaurant unten an der Straße.«

Wir mussten beide lachen. »Jetzt bewegen Sie die Füße und wackeln mit den Zehen. Wie fühlt sich das an?«

Sie schob die Kieselsteine und die Erde unter ihren Füßen hin und her. »Das macht Spaß. Ist das wirklich Therapie?« Sie lächelte und sagte: »Jetzt fühle ich mich wieder verbunden.«

»Was hören Sie?«

Joan hob ihr Gesicht in die Sonne und lauschte. »Ein paar wütende Turmfalken, eine Krähe in der Ferne, einen Lieferwagen.« Dann legte sie die Hand auf ihre Brust. »Ich höre auch mich selbst atmen.«

Während der mehrmonatigen Therapie half ich Joan behutsam, sich mit allen Aspekten ihres zentralen Nervensystems zu beschäftigen, indem sie alltägliche Bewegungen wieder in ihr Leben integrierte. Beim Gehen erlebte sie intensiv das natürliche Gefühl, die linke und die rechte Körperseite zu benutzen. Indem sie sich mit den Gerüchen in ihrer Umgebung verband, wandte sie Sicherheitsstrategien an, um präsent zu sein. Die »Bauchatmung« ermöglichte es ihr, sich mit ihrem Bauch und ihrer Körpermitte zu verbinden. Das half ihr, sich geerdet und damit sicher zu fühlen. In der Therapie konzentrierten wir uns auf die Teile ihres Nervensystems, die Sicherheit vermitteln.

Durch die Beinbewegungen erdete sich Joan über das Wurzelchakra im unteren Beckenbereich, das für die Energie des physischen Überlebens steht. Die Bauchatmung verband sie mit dem Sakralchakra, der Energie der Beziehung zu sich selbst und zu anderen. Dies sollte ihr helfen, mir zu vertrauen und sich sicher mit mir zu verbinden. Die Atmung öffnete auch ihr Herzchakra und stellte einen gesunden Herzschlag wieder her. Das Sprechen über ihre Gefühle trug ebenfalls zur Öffnung des Herzchakras bei, und ihre Stimme klang viel weniger deprimiert als zu Beginn der Behandlung.

Joan war von einer Vertrauensperson gesagt worden, dass ihre Nahtoderfahrung etwas »Böses« sei. Sie empfand Scham und Verwirrung, was ihr medizinisches Trauma noch verschlimmerte. Ihre persönliche Erfahrung, ihren Vater zu sehen, war von Freude und Liebe geprägt gewesen, aber andere Menschen versuchten sie davon zu überzeugen, dass sie sich irrte. Meine Aufgabe war es nun nicht, zu beurteilen, ob ihre Überzeugung richtig oder falsch war. Stattdessen wollte ich ihr ermöglichen, ihre eigenen Schlüsse zu ziehen, indem ich ihr half, wieder eine starke Beziehung zu sich selbst aufzubauen.

Wir sprachen viel über ihre eigenen Interpretationen ihrer Erfahrungen im Vergleich zu dem, was ihr gesagt worden war. Joan wurde immer besser darin, die Hinweise ihres Körpers in Bezug auf ihr Denken zu lesen. Schließlich führten wir Eye Movement Desensitization and Reprocessing (EMDR) durch, um ihr eine große Angst zu nehmen: in der Hölle gewesen zu sein, weil sie schlecht war. Die Behandlung, bei der bilaterale Stimulation eingesetzt wird, brachte ihr natürliches Glaubenssystem zum Vorschein. Sie war nicht böse, das wurde ihr nun klar. Während ihrer Nahtoderfahrung hatte sie sich unglaublich ruhig und friedlich gefühlt. Wie hätte sie da in die Hölle kommen können? Am Ende des Prozesses ging es ihr besser, als sie es je für möglich gehalten hätte. Sie war nun fest davon überzeugt, dass ihr Vater seinen Frieden gefunden hatte und nicht in der »Hölle« schmorte und dass sie ganz sicher nicht »verrückt« war.

Als Joan häufiger mit ihrem Körper in Kontakt kam, erlebte sie nicht mehr den heftigen Schlag, den sie in ihrem Solarplexus gespürt hatte und der das Kampf- oder Fluchtverhalten auslöste, wenn sie an das Thema »zur Hölle fahren« dachte. Sie schien sich auch körperlich von der medizinischen Erfahrung zu erholen.

Ich habe mit Joan nie über Chakras gesprochen. Sie hat kein solches Glaubenssystem, und ich hätte es ihr auch nicht aufgedrängt. Aber Joan kann sich jetzt auf ihren Körper einstimmen und darauf vertrauen, dass das, was ihr mitgeteilt wird, ein Weg ist, um emotionale Führung zu bitten.

ÜBUNG
Einen heiligen Raum für sich selbst schaffen

Als erste Übung in diesem Buch möchte ich Sie bitten, sich eine Umgebung zu gestalten, die Ihnen ein Gefühl der Sicherheit vermittelt. Es gibt unendlich viele Möglichkeiten, sich sicher zu fühlen, aber am wichtigsten ist es, einen Ort zu schaffen, an den man immer wieder zurückkehren kann.

Suchen Sie sich einen solchen Platz. Keine Angst vor dem Wort »heilig«. Das Heilige ist in diesem Fall einfach ein Ort, der nur Ihnen gehört und an dem Sie sich Zeit für sich nehmen können. Das kann ein ganzes Zimmer sein, eine Ecke im Schlafzimmer oder ein Bereich im Freien.

Der heilige Raum ist abgegrenzt. Er respektiert Ihre körperlichen, menschlichen, emotionalen und spirituellen Aspekte und gibt Ihnen die Möglichkeit, in Ruhe Ihr Innerstes auszuloten. Er ist Ihr Zufluchtsort, an dem Sie ungestört sind und sich selbst besser kennenlernen können. Störungen müssen nicht immer von anderen Menschen kommen, sondern können auch von uns selbst ausgehen. Um nur einige zu nennen: viel zu tun, Wäsche waschen, ablenkende Gedanken, Haustiere, soziale Medien, Hausputz, Arbeit, SMS schreiben.

Haben Sie schon einen heiligen Raum, ohne dass Ihnen das bisher so richtig bewusst war? Wie können Sie diesen Ort für sich noch erdender gestalten? Hier sind einige Punkte, die Sie bei der Gestaltung oder Verbesserung Ihres Raumes beachten sollten:

- Verwenden Sie Farben oder Gegenstände, die Sie beruhigen.
- Achten Sie darauf, welche Gefühle bestimmte Farben bei Ihnen auslösen.
- Suchen Sie sich einen Stuhl, eine Yogamatte oder ein

Meditationskissen, der/die/das Ihnen gefällt, und platzieren Sie es in diesen Raum.
- Vermeiden Sie Ablenkungen wie Smartphones oder andere elektronische Geräte.
- Überlassen Sie bei der Einrichtung möglichst nichts dem Zufall. Wählen Sie alles mit Bedacht aus.

Ich zum Beispiel liebe Pflanzen und Kerzen in meinem Raum; sie beruhigen mich. Jedes Mal, wenn ich schreibe, zünde ich eine Kerze an. Ich mag die Energie, deshalb habe ich Kerzen immer in der Nähe. Überlegen Sie sich, was Sie beruhigt oder visuell inspiriert.

Denise Linn gibt in ihrem Buch *Sacred Space* [liegt nicht in deutscher Übersetzung vor, Anm. d. Übers.] Anregungen und beschreibt Techniken aus ihrem eigenen indigenen Hintergrund, die Ihnen helfen können, Ihren ganz persönlichen, einzigartigen Raum zu schaffen. Das reicht von der Klärung negativer Energien mit den vier Elementen bis hin zum Einsatz von Farbe und Licht.[17] Ich habe das Buch kürzlich wieder zur Hand genommen, um mir Inspirationen zu holen, wie ich mir innerhalb meiner Praxisräumlichkeiten einen heiligen Raum einrichten kann, in dem ich Ruhe zum Schreiben finde.

Probieren Sie aus, was Sie beruhigt. Vermeiden Sie mögliche Lärmquellen und andere Dinge, die Sie stören könnten. Holen Sie sich Ihre Lieblingsdecke. In Ihrem heiligen Raum können Sie dieses Buch durcharbeiten und sich bei den Übungen konzentrieren. Der Raum wird Ihnen helfen, sich mit dem Göttlichen in Ihnen zu verbinden.

Es gibt noch etwas zu bedenken. Auch der Körper ist ein heiliger Ort. Betrachten Sie Ihren Körper als das Tor zu einem höheren Verständnis, und schädigen oder betäuben Sie ihn nicht. Geben Sie ihm weder zu viel noch zu wenig Nahrung. Schließen Sie Freundschaft mit Ihrem Körper, anstatt ihn sich zu unterwerfen. Seien Sie liebevoll und neugierig. Wenn Sie durch die Lektüre dieses Buches mehr und mehr in sich gehen, werden Sie in der Lage sein, Ihre Gefühlszustände und Ihre Bedürfnisse zu erkennen.

ÜBUNG

Anregung zum Schreiben: Sicherheit zum Ausdruck bringen

Schreiben und Zeichnen ist eine weitere Möglichkeit, mit diesem Buch zu arbeiten. Besorgen Sie sich ein Notizbuch, am besten ohne Linien (solche Bücher mit leeren Seiten und schön gestalteten Einbänden gibt es beispielsweise in Schreibwarenläden) und legen Sie Kugelschreiber oder Füller und Farbstifte bereit. Auch dieses Notizbuch wird in vielerlei Hinsicht ein heiliger Ort für Sie sein.

Für die folgende Aufgabe benötigen Sie die Farbstifte. Sie dient dazu, die Verbindung zu dem zu vertiefen, was sich um Sie herum sicher anfühlt.

- Denken Sie an einen sicheren, friedlichen Ort, den Sie gerne aufsuchen und an dem Sie sich geborgen fühlen, sei es in der Realität oder in Ihrer Vorstellung.
- Erlauben Sie sich, die Emotionen zu spüren, die hochkommen, wenn Sie sich an diesem heiligen Ort sehen. Nehmen Sie die Empfindungen in Ihrem Körper wahr.
- Wenn Gefühle auftauchen, nehmen Sie die Buntstifte heraus, deren Farben diese Gefühle widerspiegeln, und versuchen Sie, sie irgendwie bildlich auszudrücken. Dabei geht es nicht darum, dass Ihre Skizzen zeichnerisch perfekt sind. Nutzen Sie Ihre Vorstellungskraft und finden Sie die Farben, die am besten zu Ihrem Gemütszustand passen. Schauen Sie sich diese farbige Darstellung später noch einmal an und achten Sie darauf, was Sie fühlen und wo Sie es fühlen.

ÜBUNG

Anregung zum Schreiben: Die Glühbirne sein

Um die »Wattleistung« zu erhöhen, müssen Sie verstehen, was Sie in Ihrem Leben haben möchten, was sicher und gut ist. Der erste Schritt zur Veränderung besteht darin, sich etwas vorzustellen, das Sie gerne hätten. Auch wenn Sie das Gefühl haben, dass Sie im Moment keine Sicherheit in Ihrem Leben spüren, können Sie diese mit ein wenig Anstrengung erreichen. Schreiben Sie die Antworten auf die folgenden Fragen in Ihr Notizbuch:

- Auf wen können Sie sich in Ihrem jetzigen Leben verlassen?
- Wie stellen Sie sich ein Leben vor, das sicherer und ruhiger ist?
- Wo in Ihrem Körper spüren Sie in diesem Moment die Erfahrung von Sicherheit?

Zusammenfassung

Sicherheit ist das Herzstück des menschlichen Lebens – nicht nur eine physische, sondern auch eine emotionale, psychologische und soziale Erfahrung. Aber auch spirituelle Sicherheit kann ein Thema sein – wenn andere sich über die eigene Vorstellung von Spiritualität mokieren, kann das verunsichern. Ein Gefühl der Bedrohung auf diesen eher feinstofflichen Ebenen ist sicherlich schwieriger zu erkennen. Hören Sie auf Ihren Körper, um herauszufinden, was Ihnen guttut und was nicht. Sicherheit ebenso wie ihr Fehlen wird im Körper gespürt.

Wenn Sie sich nicht sicher fühlen, ist es schwierig, sich in anderen Lebensbereichen weiterzuentwickeln. Sie verbringen dann die meiste Zeit damit, sich irgendwie abzusichern, was es anstrengend macht, sich mit der Welt zu verbinden. So viel Sicherheit wie möglich für sich selbst zu schaffen und zu verstehen, was Sicherheit bedeutet, ist der Schlüssel zu emotionalem Wachstum.

KAPITEL 2

DAS HEILIGE IN DER EIGENEN BIOLOGIE FINDEN

Der Nervus vagus ist ein langer Zweig neuronaler Fasern, der sich über die gesamte Länge des Rumpfes erstreckt. Er ist ein Bestandteil des zentralen Nervensystems und verbindet viele Bereiche des Körpers, darunter das Gehirn, den Hals, die Gesichtsmuskeln, das Innenohr, das Herz, die Lungen, das Verdauungssystem und die Wirbelsäule.[18] Stellen Sie sich den Vagusnerv als Ihr persönliches Navigationssystem vor. Er fungiert als Lenkrad, Bremsen, Gaspedal und elektronische Sicherheitsvorrichtungen des Körpers.

Das autonome Nervensystem (auch vegetatives Nervensystem genannt), zu dem der Vagusnerv zugerechnet wird, lässt Ihr Herz schlagen und Ihre Lunge atmen, ohne dass Sie etwas dafür tun müssen. Es ist wichtig, dies zu wissen, wenn Sie später lernen, auf Ihre Atmung und Herzfrequenz zu achten, sie indirekt zu beeinflussen und zu verstehen, wie diese Körperreaktionen Ihre Gefühle und Ihr Wohlbefinden beeinflussen.

Mithilfe des Gehirns empfängt und sendet der Vagusnerv ständig Sicherheitssignale. Alle Säugetiere des Tierreichs verfügen über dieses System; ihre Körperkonstruktion ist im Wesentlichen mit der des Menschen identisch. Der wesentliche und bedeutende Unterschied besteht darin, dass wir Menschen über ein dreiteiliges Gehirn verfügen, das uns höhere Denkleistungen ermöglicht. Unser Gehirn hilft darüber hinaus, geistige, emotionale und körperliche Erfahrungen zu verarbeiten.[19]

Stellen Sie sich Ihr Gehirn wie eine dreischichtige Torte vor, bei der eine Schicht auf der anderen liegt. Der unterste Teil des Gehirns, der Hirnstamm, wird manchmal auch »Reptiliengehirn« genannt. Es ist bereits bei der Geburt voll entwickelt und direkt mit dem Rückenmark verbunden. Der Hirnstamm arbeitet autonom und ist ständig in Betrieb. Er steuert lebenswichtige Funktionen des Körpers, wie Atmung, Herzschlag oder Blutdruck, aber auch instinktives Verhalten und Reflexe. Er reagiert schnell und passt den Körper ständig an die aktuellen Gegebenheiten an, um ihn am Leben zu erhalten.

Die mittlere Ebene des Gehirns ist das »emotionale Gehirn«, das der Verarbeitung von Gefühlen dient. In diesem Teil des Gehirns erleben wir, was uns gefällt, was wir lieben und womit wir uns verbunden fühlen. Das emotionale Gehirn spielt auch in Beziehungen eine wichtige Rolle. Es gliedert sich in den Hippocampus, den Thalamus und die Amygdala. Im Hippocampus wird das Langzeitgedächtnis gespeichert. Der Thalamus registriert Gefahrlosigkeit und Bedrohung. Die Amygdala, auch »Angstzentrale des Gehirns« genannt, analysiert mögliche Gefahren und sendet entsprechende Signale an das übrige System.

Darüber befindet sich die dickste Schicht, das Großhirn. Es ist der Teil des Gehirns, der für das Denken zuständig ist und in dem die Intelligenz sitzt. Es ist geistig, kreativ, empathisch und erfasst größere Zusammenhänge.

Betrachtet man das Gehirn von vorne, so besteht es aus zwei Teilen: der linken und der rechten Gehirnhälfte.[20] Die rechte Gehirnhälfte ist zuständig für intuitive Entscheidungen, das Erfassen größerer Zusammenhänge, Fantasie und Vorstellungskraft. Der linke Teil ist für logisches Verständnis und analytisches Denken zuständig. Er entwickelt sich in der Kindheit und bis ins frühe Erwachsenenalter und ist Sitz des expliziten Gedächtnisses, dessen Inhalte bewusst sind und wiedergegeben werden können. Der rechte Teil ist bereits bei der Geburt voll entwickelt. Hier werden implizite Erinnerungen gespeichert, also Erinnerungen, die nicht bewusst sind, sondern eher gefühlt und empfunden werden. Deshalb sagen manche Menschen: »Ich erinnere mich nicht daran, aber ich habe das Gefühl, dass etwas passiert ist, als ich noch sehr jung war«, oder: »Es tut mir gut, mir vorzustellen, wie ich bei meinen Großeltern zu Besuch war, auch wenn ich mich bewusst gar nicht mehr an sie erinnern kann.«

Die Polyvagaltheorie und Ihr Körper

Der Vagusnerv und das Gehirn sind die Schaltkreise, die versuchen, uns vor Schaden zu bewahren. Wie wir bereits besprochen haben, ist es unmöglich, sich ruhig, liebevoll oder verbunden zu fühlen, wenn der Körper nicht sicher ist. Dr. Stephen Porges hat es sich zur Aufgabe gemacht, ein Verständnis für die Zusammenhänge zwischen den Prozessen im Gehirn und im Körper zu schaffen. Seine 1995 veröffentlichte Polyvagaltheorie[21] hat vor allem in der Behandlung von Traumabetroffenen weltweit Beachtung gefunden.

Die Arbeit von Porges lieferte Antworten auf die Beobachtungen von Traumatherapeuten, dass Schwierigkeiten, sich selbst zu beruhigen, emotionale Sicherheit zu empfinden und reaktive Muster zu entwickeln, keine Schwäche der Persönlichkeit sind.[22] Seine Theorie besagt, dass eine Angstreaktion bei scheinbarer Ruhe oder die »Notabschaltung« von Körper und Geist während einer beängstigenden Erfahrung das Ergebnis von Fehlern im zentralen Nervensystem sind. Diese Fehler beruhen auf früheren Erfahrungen und der Art und Weise, wie diese in unserem System gespeichert sind. Als Porges' Arbeit in der medizinischen Fachwelt bekannt wurde, bescherte dies zahlreichen Traumafachleuten ein Aha-Erlebnis. Plötzlich gab es ein biologisches Verständnis für emotionales Verhalten.

Damit Sie Ihr Leben richtig gestalten können, ist es wichtig, dass Sie die Kontrolle über Ihren Körper haben und die Botschaften, die er Ihnen sendet, annehmen. Dazu müssen Sie verstehen, was in Ihrem System vor sich geht. Zu erkennen und darauf zu vertrauen, was die physiologischen Signale uns sagen, ist eine emotionale Befreiung. Wenn Sie wissen, was in Ihrem Körper vorgeht, können Sie freundlicher zu sich selbst sein und verständnisvoller mit sich selbst sprechen und umgehen. Analysieren wir also die menschliche Biologie anhand der Polyvagaltheorie.

Bei Betrachtung des Vagusnervs von vorne sieht man zwei Äste, einen links und einen rechts. Das entspricht den beiden Seiten des Gehirns. Die beiden Gehirnhälften und der Vagusnerv arbeiten zusammen. Sie beeinflussen unterschiedliche Funktionen, kombinieren aber ihre Stärken.

Betrachtet man nun den Vagusnerv von der Seite, erkennt man drei verschiedene Äste. Diese drei Äste spielen unterschiedliche Rollen, wenn es darum geht, sich in der Welt zurechtzufinden. Es handelt sich um den dorsalen (rückseitig verlaufenden), den ventralen (vorne verlaufenden) und den sympathischen Ast des Vagusnervs. Schauen wir sie uns genauer an.

Der dorsale Vagus: Der Notfallnerv

Der älteste Teil des Nervensystems ist der Nervus vagus dorsalis, der stammesgeschichtlich relativ jung ist, etwa 500 Millionen Jahre alt.[23] So wie alle Lebewesen ein limbisches (reptilienartiges) Gehirn besitzen, hat der Vagusnerv einen dorsalen Teil, der grundlegende Funktionen für den Körper steuert, wie etwa die Verdauung.

Bei einer überwältigenden Bedrohung, die als lebensbedrohlich empfunden wird, macht uns der dorsale Vagus bewegungsunfähig. Dies kann in Form eines Zusammenbruchs, einer Erstarrung oder einer Abspaltung (Dissoziation) geschehen. Darm und Blase werden angeregt, sich zu entleeren. Als ich einmal mit einem jungen Soldaten arbeitete, erzählte er mir, dass er sich in seinem ersten Gefecht vor Angst in die Hose gemacht hatte. Ich erklärte ihm, dass dies eine normale Reaktion seines zentralen Nervensystems und des dorsalen

Vagusnervs war. Er atmete erleichtert auf, denn er hatte sich für einen Feigling gehalten. In Wirklichkeit hatte sein Körper einen Mangel an Sicherheit registriert und versucht, ihn »abzuschalten« (ein sogenannter dissoziativer Shutdown).

In der Beschreibung von Joans Fall im vorigen Kapitel habe ich Dissoziation bereits erwähnt. Wenn wir dissoziieren, sind wir nicht ganz in unserem Körper, spalten uns von ihm ab. In Kapitel 11 werde ich näher auf die Dissoziation eingehen, auf ihre möglichen Ursachen und darauf, wie Sie Ihre spezifischen Muster erkennen können. Ich werde Ihnen einige Techniken zeigen, mit denen Sie sich beruhigen und neu orientieren können. Bis dahin sollten Sie wissen, dass wir alle ein gewisses Maß an Dissoziation auf vielen Ebenen erleben, abhängig von den Bewältigungsmechanismen, die wir in unserem Leben entwickelt haben.[24]

Wenn wir einer gefährlichen Situation (oder dem, was unser Orientierungssystem als gefährlich einstuft) nicht entkommen können, spielt der dorsale Vagus für uns den Verlierer. Er schaltet uns ab. Das hilft unserem Körper, wichtige Energie zu sparen, solange wir keine Möglichkeit haben, uns in Sicherheit zu bringen. Vielleicht haben Sie schon einmal von der »Kampf-oder-Flucht-oder-Erstarrung-Reaktion« gehört. Für das Erstarren ist der dorsale Vagus zuständig.[25]

Der Teil des Landes, in dem ich lebe, wurde in letzter Zeit häufiger von Tornados und Überschwemmungen heimgesucht. Viele meiner Patientinnen und Patienten, deren Häuser schwer beschädigt wurden, berichten jeweils, dass sie sich isoliert und unwohl fühlen. Sie wollen nur liegen, schlafen und keine Menschen mehr sehen. Auch wenn sie nicht die klinischen Kriterien für eine Depression erfüllen, haben sie einfach keine Kraft mehr, irgendetwas zu tun. Sie sind überreizt und erschöpft zugleich. Nach der Reparatur des Hauses, der Suche nach einer neuen Bleibe oder den Verhandlungen mit der Versicherung sind sie in einen Zustand der Erschöpfung gefallen, eine Art Zusammenbruch. Erkläre ich ihnen dann, dass dies eine ganz normale Reaktion ist, weil der Vagusnerv signalisiert, der

Körper müsse Energie sparen. So schämen sie sich nicht mehr für ihren Zustand, sondern können ihn akzeptieren und sich vielleicht eine Auszeit nehmen.

Es ist wichtig, dass Sie es erkennen, wenn Ihr Körper diese Art von Notabschaltung durchläuft, damit Sie darauf unterstützend reagieren und sich selbst das geben können, was Sie brauchen. Nachdem der Körper in den Schockzustand übergegangen ist, können Sie nicht sofort wieder mit anderen in Beziehung treten, als ob Sie bereits in Sicherheit wären. Es braucht Zeit, bis Ihr System vom Gefahrenmodus in den Sicherheitsmodus wechselt und der aktivere Teil des Vagusnervs wieder die Kontrolle übernimmt.[26] Von einer dorsal-vagalen Reaktion arbeitet sich Ihr Körper zum aktiveren Teil des Vagusnervs vor: dem sympathischen Nervensystem.

ÜBUNG

Anregung zum Schreiben: Schockstarren erkennen

Nehmen Sie sich ein paar Minuten Zeit und überlegen Sie, wann Sie schon einmal eine Schock- oder Schreckstarre erlebt haben. Schreiben Sie auf, was Sie erlebt haben. Zu wissen, was passieren kann, ist der erste Schritt zur Selbstfürsorge.

Ist es Ihnen schon einmal passiert, dass Sie zusammengebrochen sind und nicht mehr aufstehen konnten? Was war der Auslöser? Welches Ereignis hat Sie völlig aus der Fassung gebracht, buchstäblich umgeworfen? Manchmal kollabiert man nicht komplett, sondern der Körper sendet Signale, dass man schlafen gehen sollte, zum Beispiel ständiges Gähnen oder starke Müdigkeit. Was hat Sie so verunsichert, dass Sie nur noch ins Bett wollten?

Was hat Sie danach stabilisiert, Ihnen Sicherheit gegeben und Sie wieder in Schwung gebracht? Das können Schritte sein wie sich Bewegung vorzustellen, bevor man sich tatsächlich bewegt, oder beruhigende Düfte oder weiche Materialien einzusetzen, um die Sinne anzusprechen.

Das sympathische Nervensystem: Kampf oder Flucht

Der zweite Ast des Vagusnervs ist das sympathische Nervensystem (Sympathikus). In der Entwicklungsgeschichte des Menschen ist er etwa 400 Millionen Jahre alt. Er entspringt im Lenden- und Brustbereich der Wirbelsäule und veranlasst die »Kampf- oder Flucht-Reaktion«, also die Mobilisierung bei Gefahr.[27]

Sobald eine Gefahr wahrgenommen wird, aktiviert der sympathische Teil des Vagusnervs die Hypothalamus-Hypophysen-Nebennierenrinden-Achse (HPA), die Cortisol ins Blut ausschüttet. Dadurch wird der Muskeltonus erhöht, um sich auf eine Bedrohung vorzubereiten. Auch die Herzfrequenz erhöht sich, da das Blut bei angespannter Muskulatur schwerer zu den Muskeln gelangt. Durch die Stimulation des sympathischen Nervensystems wird der Mensch auf Gefahr vorbereitet. Dies ist eine natürliche physiologische Reaktion, wenn das eigene Wohlbefinden bedroht ist.

Dieses System kann jedoch durch das moderne Leben und einen stressigen Lebensstil überreizt werden. Ein gutes Beispiel dafür ist der morgendliche Berufsverkehr. Wenn wir uns beeilen, um doch nur langsam voranzukommen, tritt unser Körper sozusagen gleichzeitig auf die Bremse und auf das Gaspedal. Abgabetermine bei der Arbeit, das Leben in einer unsicheren Umgebung oder häufige negative innere Monologe sind einige der Faktoren, die den Sympathikus in einen permanenten »Aufruhr« versetzen können. Eine solche Dauererregung der Kampf-oder-Flucht-Reaktion wirkt sich nachteilig aus, da dieses System für kurze Episoden und nicht für lang anhaltenden Stress ausgelegt ist.

Bei Kindern, die in einem von Gewalt geprägten Umfeld aufwachsen, ist das sympathische Nervensystem ständig erregt und in höchster Alarmbereitschaft.[28] Auf der Suche nach Sicherheit beobachtet das Kind seine Eltern (oder andere Betreuungspersonen) genau und versucht, deren Stimmungen zu entschlüsseln. Es ist nicht nur der Mangel an physischer Sicherheit, der Stress verursacht. Auch emotionale Unstimmigkeiten lösen Angst aus. Wenn das familiäre Umfeld chaotisch ist, die Kinder vernachlässigt werden und sie körperliche Gewalt oder Verletzungen durch Worte erfahren, sind sie in ständiger Unruhe. Sie versuchen, die wechselhaften Launen der Erwachsenen einzuschätzen und sich jeweils »richtig« zu verhalten, sich also anzupassen.

Befindet sich der Mensch in einem ständigen Kampf-oder-Flucht-Zustand, schüttet die Nebennierenrinde permanent das Stresshormon Cortisol aus und die Cortisolkonzentration im Blut ist entsprechend konstant hoch. Mögliche Folgen sind deutlich verminderte Schlafqualität, zunehmende Erschöpfung und abnehmende Konzentrationsfähigkeit.[29]

Zu verstehen, wie Ihr tägliches Verhalten, Ihre Gedanken, Ihre Zeitplanung und Ihre Selbstfürsorge zur Gesundheit Ihres zentralen Nervensystems beitragen, ist für Ihre allgemeine Gesundheit von entscheidender Bedeutung. Wenn Sie feststellen, dass Sie Angst haben oder furchtsam sind, können Sie sich selbst beruhigen, indem Sie Ihrem Körper helfen, sich wieder sicher zu fühlen.

ÜBUNG

Anregung zum Schreiben: Kampf-oder-Flucht-Zustand erkennen

Beim Kennenlernen des eigenen Körpers durch die Einstimmung auf den Vagusnerv ist es wichtig zu verstehen, wie der Körper in der Kindheit gefordert wurde. Diese Übung soll Sie dazu anregen, darüber nachzudenken. Wenn Sie einzelne Fragen aber zu sehr aufwühlen, können Sie sie natürlich gerne überspringen.

- Gab es in Ihrer Familie eines der oben beschriebenen Merkmale für mangelnde Sicherheit?
- Wodurch haben Sie sich als Kind unsicher gefühlt?

- Fühlen Sie sich manchmal unerklärlich müde oder ist Ihnen das früher schon passiert?
- Erinnern Sie sich an einen Vorfall, bei dem Sie eine Kampf-oder-Flucht-Reaktion gezeigt haben? Wie haben Sie sich danach wieder sicher gefühlt?

Der ventrale Vagusnerv: Soziale Aktivierung

Der dritte Ast des Vagusnervs verläuft an der Vorderseite des Körpers. Mit einem Alter von 200 Millionen Jahren ist der ventrale Vagus der stammesgeschichtlich »jüngste« der drei Äste. Er ist die Verbindung von »Gesicht zu Herz« und steuert die Fähigkeit, mit anderen Menschen in Beziehung zu treten. Die Beziehung zu anderen Menschen ist lebenswichtig, um sich sicher zu fühlen. Alle Säugetiere verfügen über einen Vagusnerv. Er unterscheidet uns von den Reptilien, die sich nicht zusammenschließen müssen, um zu überleben.[30]

Der ventrale Vagusnerv ist mit dem Herzen verbunden und spielt eine wichtige Rolle für die Herzfrequenz und die Zeit zwischen den Herzschlägen. Er beeinflusst auch die Atmung. Herzschlag und Atmung stehen in einer Wechselbeziehung, wenn es darum geht, sich gereizt oder ruhig zu fühlen, was sich auf die Stimmung auswirkt.

Die Mimik ist ein starker Indikator dafür, ob man anderen Menschen gegenüber aufgeschlossen ist. Der ventrale Vagusnerv verläuft durch Kiefer, Mund, Wangen, Augen und Stirnmuskulatur und hilft uns, durch Gesichtsausdrücke und Lautäußerungen Signale an andere zu senden. Ein Lächeln oder Lachen zeigt deutlich, dass man für eine Beziehung offen ist. Stirnrunzeln, zusammengekniffene Lippen und/oder ein gesenkter Kopf deuten darauf hin, dass jemand seine Ruhe haben und eher nicht angesprochen werden möchte.

Auch die Augen werden von diesem Nerv gesteuert. Wenn Sie jemanden ansehen, signalisieren Sie Ihre Bereitschaft zur Kommunikation. Senken Sie dagegen den Blick oder schauen Sie weg, bedeutet das, dass Sie abweisend sind. Es ist ein soziales Signal, ansprechbar zu sein oder sich zurückzuziehen. Wir alle gehen eher auf jemanden zu, der fröhlich ist und uns anlächelt, als auf jemanden, der die Augenbrauen zusammenzieht, grimmig dreinschaut und den Blick von uns abwendet.

Der ventrale Vagusnerv ist außerdem mit dem Mittelohr verbunden. Er hilft uns, die Stimmlage einer anderen Person, die sogenannte Prosodie, zu verstehen. Eine hohe Stimme kann bedeuten, dass jemand in Gefahr ist. Eine tiefe Stimme kann auf Ärger hinweisen. Mittlere Stimmlagen werden eher mit Sicherheit assoziiert. Erinnern Sie sich an eine Situation, in der Sie gehört haben, wie jemand seine Stimme erhoben hat? Wie haben Sie sich dabei gefühlt? Und wie war es, als jemand Sie anlächelte und Sie mit einer angenehm ruhigen Stimme begrüßte? Die Übereinstimmung von Stimme und Gesichtsausdruck hilft uns einzuschätzen, ob wir von einem anderen Menschen akzeptiert werden. Haben Sie schon einmal gemischte Botschaften von jemandem erhalten, dessen Stimme und Gesichtsausdruck nicht zusammenpassten? Wenn jemand mit tonloser, tiefer Stimme spricht, aber lächelt, verwirrt uns das. Welche Botschaft sendet er oder sie aus?

ÜBUNG
Anregung zum Schreiben: Sicherheit erkennen

Diese Schreibübung soll Ihnen helfen, sich der emotionalen Botschaften Ihres Körpers bewusst zu werden. Kommunizieren Sie mit Ihrem Körper, bevor Sie mit dem Schreiben beginnen. Nehmen Sie sich einen Moment Zeit und atmen Sie ein paarmal tief durch.

- Gibt es Bereiche in Ihrem Körper, die sich ruhig anfühlen? Welche sind das?
- Woran merken Sie diese Ruhe? Entspannte Muskeln? Eine gleichmäßige Atmung?

- Spüren Sie irgendwelche Stellen in Ihrem Körper, die sich angespannt oder eng anfühlen? Wenn ja, schauen Sie sich in Ihrem heiligen Raum um und rufen Sie sich ins Bewusstsein, dass Sie sicher sind. Wie fühlen Sie sich dabei?
- Wer sind die Menschen in Ihrem Leben, bei denen Sie ruhig und sicher sind? Was bemerken Sie an Ihrem Körper, wenn Sie mit ihnen zusammen sind?
- Bei wem fühlen Sie sich unsicher? Was bemerken Sie an Ihrem Körper, wenn Sie mit diesen Personen zusammen sind?

Die Steuerung des Vagusnervs

Wenn Sie jetzt denken, dass der vordere, ventrale Vagusnerv nur für die guten Dinge zuständig ist und der hintere, dorsale Vagusnerv nur für die schlechten, dann stimmt das nicht. Ihr System reguliert, indem es mehr als einen Ast benutzt, je nachdem, was um Sie herum passiert oder welche Bedeutung Sie einer Situation beimessen. Ein Beispiel wäre der Arzt in der Notaufnahme, der ruhig und kommunikativ bleiben muss, während er einen Triage-Patienten operiert. Die ventrale Vagusaktivität, um präsent zu sein, ist für ihn ebenso wichtig wie die des sympathischen Asts, da er während der Operation in erhöhter Alarmbereitschaft ist. Ein anderes Beispiel ist Sex, wenn wir uns mit unserem Partner sicher fühlen. Wir erleben sowohl dorsale als auch ventrale Vagusaktivität.

Ihre neuronalen Schaltkreise stehen immer im Dienst Ihrer Sicherheit. Wenn Sie sich darauf einstellen, können Sie effektiv mit dem umgehen, was in Ihrem Leben gerade passiert. Diese Fähigkeit, präsent zu sein, spielt die größte Rolle für Ihre eigene Widerstandskraft. Wie die automatischen Sicherheitsfunktionen in einem Auto passt sich das System ständig an. Es gibt Techniken, die Sie anwenden können, um es beim Manövrieren zu unterstützen. Wie bereits erwähnt, kann es Zeit und Mühe kosten, von einem Zustand hoher Alarmbereitschaft (Sympathikus) oder von einem Zustand des Abschaltens (dorsal) in einen Zustand der Sicherheit (ventral) zu gelangen. Tiefes Atmen ist nur eine der Möglichkeiten, mit denen wir uns auf natürliche Weise regulieren. Ein Gespräch mit einem vertrauten Freund, der eine einfühlsame Stimme hat, kann eine andere sein. Es ist hilfreich, Anzeichen für Gefahrlosigkeit erkennen zu können. Im Folgenden finden Sie einige Beispiele dafür, was solche Sicherheitsindikatoren sind und wie man sie nutzen kann.

Körperliche Anzeichen

Der erste Anhaltspunkt für Sicherheit besteht darin, zu prüfen, wie sich Ihr Körper anfühlt und wie er auf Ihre Umgebung reagiert. Gehen Sie dabei freundlich und akzeptierend vor.

Achten Sie auf Ihre Atmung. Wie ziehen Sie den Atem in den Körper? Wohin strömt er in der Lunge? Wie gleichmäßig fühlen sich die Atemzüge an?

Nehmen Sie Ihre Muskeln wahr. Wie fühlen sich die Nacken- und Kiefermuskeln an? Fest oder weich? Pressen Sie den Kiefer zusammen? Achten Sie auf die Muskeln, die entlang der Wirbelsäule und bis zu den Hüften verlaufen. Wie fühlen sich Ihre Bauchmuskeln an?

Wie geht es den Gliedmaßen? Sind Schultern und Arme locker oder angespannt? Wie ist die Haltung Ihres Oberkörpers und Ihrer Schultern? Was machen Ihre Beine? Sind sie übereinandergeschlagen oder zittern sie? Und wie fühlen sich Finger und Handflächen an?

Achten Sie darauf, wie Sie sitzen. Nehmen Sie wahr, wie sich Ihr Rücken und Ihre Beine auf dem Stuhl anfühlen. Beim Autofahren können Sie beobachten, wie Sie das Lenkrad halten. Und wenn Sie zu Fuß unterwegs sind – gehen Sie dann mit gesenktem Kopf? Schlendern Sie eher und schauen sich um oder gehen Sie zügig, ohne aufzublicken?

Emotionale Anzeichen

Der zweite Anhaltspunkt für Sicherheit ist die Beobachtung der eigenen emotionalen Befindlichkeit. Dies ist nicht so sehr ein mentaler Prozess (wie viele Menschen glauben), sondern ein körperlicher Prozess. Körperliche Signale sind eng mit emotionalen verbunden.

Sind Sie besorgt? Traurig? Verwirrt? Erleben Sie Glück? Freude? Wo in Ihrem Körper spüren Sie diese Gefühle? Atmen Sie bei schwierigen Gefühlen in den Körperteil, in dem Sie sie spüren.

Achten Sie weiterhin auf die Gefühlszustände, während Sie gleichzeitig den Körper und die Gefühle wahrnehmen. Beobachten Sie neugierig die Kombination von Körper und Gefühl.

Auch wenn es Ihnen schwerfällt, Ihre Gefühle mit dem Körper in Verbindung zu bringen, bleiben Sie aufmerksam. Beobachten Sie. Nehmen Sie Gedanken wahr, die während der Übung auftauchen. Seien Sie achtsam und danken Sie Ihrem Körper für die wichtigen Informationen.

Anzeichen in der Umgebung

Der dritte Wegweiser ist die Erkundung Ihrer Umgebung. Suchen Sie nach Fakten, die die Gefahrlosigkeit bestätigen.

Schauen Sie sich um. Wo sind Sie und mit wem sind Sie zusammen? Werden Sie von freundlichen und unterstützenden Menschen begleitet? Fühlen Sie sich mit diesen Menschen verbunden oder eher nicht?

Befinden Sie sich in einer sicheren Umgebung? Ist diese Umgebung vertraut oder fremd? Ist sie laut? Leise? Welche Klangqualität haben die Geräusche um Sie herum? Wie sind die Gerüche? Wie fühlt sich Ihr Körper in dieser Umgebung an? Fragen Sie sich, was Sie brauchen, während Sie diese Fragen ausloten. Sie können jederzeit gehen, wenn Sie sich nicht sicher fühlen.

Wenn Sie sich bewusst sind, was geschieht und wie es sich auf Ihr

Nervensystem auswirkt, können Sie auf Ihre Bedürfnisse reagieren. Nachfolgend ein Beispiel einer Patientin, die verstand, was physiologisch geschah, als sie unsicher wurde, und die in der Lage war, ihr System wieder sicher zu machen.

Candis Geschichte: Eine Patientin, die auf Hinweise achtet

Candi kam 20 Minuten zu spät zum vereinbarten Termin in meine Praxis. Ich kannte sie von früher und wusste daher, dass eine solche Verspätung für sie ungewöhnlich war.

Sie war blass und zitterte. Zuerst ließ sie sich auf die Couch fallen und starrte minutenlang auf den Boden. Da das Thema für sie nicht ganz neu war, kannte sie die Symptome der Dissoziation. Ich hielt meine Stimme ruhig und gleichmäßig und versicherte ihr, dass sie sich Zeit lassen könne.

»Ich bin hier«, sagte ich. »Sie sind in Sicherheit.«

»Kann ich das Pfefferminzfläschchen haben?«

Sie meinte damit das ihr schon bekannte ätherische Öl in meinem Regal. Pfefferminz war für sie ein beruhigender, erdender Duft. Er erinnerte sie an das Backen mit ihrer Großmutter und an all die Zeiten, in denen sie sich geliebt und geborgen gefühlt hatte. Außerdem war er so stimulierend für ihren Geruchssinn, dass die Gefahr einer dorsal-vagalen Abschaltung bei der Verarbeitung vergangener Traumata vermieden wurde.

Nachdem sie eine Weile an dem Öl geschnuppert hatte, kehrte die Farbe in ihr Gesicht zurück. Dann erzählte sie: »Auf dem Weg hierher hatte ich einen Unfall. Ich stand an der Ampel, und dieser Kerl ist mir von hinten reingefahren. Es war unwirklich. Er hat meinen Kofferraum total demoliert, aber das Auto fährt noch.«

Im Alter von fünf Jahren saß Candi bei einem schweren Verkehrsunfall mit im Auto, bei dem ihre Mutter, die Autolenkerin, ums Leben kam. Danach wollte die kleine Candi sich in kein Auto mehr setzen, schrie und lief weg, wenn jemand sie zum Einsteigen aufforderte. Eine Zeit lang hatten die Erwachsenen in ihrem Umfeld noch Verständnis dafür und vermieden es, mit ihr Auto zu fahren. Aber in den USA ist ein normaler Alltag ohne Auto leider nicht möglich, und so wurde Candi mit der Zeit ins Auto »gezwungen«. Bei den Fahrten verfiel sie dann jeweils in einen dissoziativen Tiefschlaf oder erschien zwar wach, war aber nicht wirklich in ihrem Körper. Die Erwachsenen dachten, es ginge ihr gut, weil sie so ruhig und still auf dem Rücksitz saß. Doch in Wirklichkeit wurden Candis Gehirn und ihr zentrales Nervensystem bei jeder Fahrt von einem Gefühl der Gefahr überwältigt. Sie konnte den sympathischen Zweig ihres Vagusnervs nicht mehr einsetzen, um zu flüchten oder sich aus dem Auto zu kämpfen. Stattdessen ging ihr junges Gehirn auf Notabschaltung und deaktivierte den dorsalen Vagus. Candi war bei jeder Autofahrt zutiefst dissoziiert. Als Teenager weigerte sie sich, den Führerschein zu machen.

Das war insofern problematisch, da sie immer auf andere angewiesen war, die sie zur Schule und zur Arbeit brachten. Damals kam sie zu mir, um das Trauma des Unfalls zu verarbeiten. Ihre dissoziative Störung war so stark ausgeprägt, dass sie niemals wirklich um ihre Mutter trauern konnte.

Zuerst half ich ihr zu verstehen, was in ihrem Körper vorging und warum. Ich gab ihr Traumadefinitionen, damit sie sich selbstmächtig und nicht »verrückt« fühlte. Wir arbeiteten mit Techniken, die ihr erlaubten, sich mit ihrem Körper und dem Raum, in dem sie sich befand, zu verbinden. Sie lernte etwas über den Vagusnerv und wie er für ihre Sicherheit sorgte, und sie wurde immer fähiger, sich mit der Energie in ihren Chakras zu verbinden und den emotionalen Kontext ihrer Erfahrungen zu verstehen. Ihre traumatischen Erinnerungen behandelten wir mithilfe von Eye Movement Desensitization and Reprocessing (EMDR). Mit der Zeit gelang es, dass Candi sich nicht mehr von einem Gefühl der Gefahr überwältigt fühlte, obwohl es keine gab. Sie konnte die Erinnerung an den Unfall bewahren, ohne das Gefühl zu haben, immer noch darin verwickelt zu sein. Und sie war endlich in der Lage, den Verlust ihrer Mutter zu fühlen, ohne sich von diesen Gefühlen abzuspalten.

Der jetzige Unfall, auch wenn er nur ein Blechschaden war, hatte sie retraumatisiert. Der Unterschied bestand darin, dass sie inzwischen über die Fähigkeit verfügte, damit umzugehen.

Ich beugte mich vor, um zu sehen, ob sie sich schon sicher genug fühlte, um Blickkontakt mit mir aufzunehmen. »Was brauchen Sie?«

»Nur noch eine Minute.« Sie schnupperte noch einmal an dem Pfefferminzöl, wiegte sich sanft und sagte dann: »Ich glaube, ich muss meine Versicherung anrufen.«

Ihre Bewegungen wurden unruhiger und ich konnte sehen, dass sie die dorsal-vagale Starre hinter sich gelassen und Kontakt mit ihrem Sympathikus aufgenommen hatte. Sie sprach, und ich nickte und hörte zu. Als sie aufstand, schob ich meinen Stuhl zurück, um ihr Platz zu machen, während sie die Arme hin- und herschwang. Sie beschrieb mir die prickelnde Energie, die sie jetzt durchströmte. »Ich komme zurück in meinen Körper.« Sie neigte ihren Kopf erst zur einen, dann zur anderen Seite und sagte: »Ich wette, mein Nacken wird morgen wehtun, aber mir geht es gut.«

»Ja«, sagte ich, »Sie sind jetzt in Sicherheit.«

»Heiliger Bimbam.« Sie setzte sich wieder hin und sah mir in die Augen. »Mir geht es doch gut, oder?«

»Ja«, lächelte ich. »Ihnen geht es gut.«

Sie beugte sich vor und legte ihre Hand auf ihr Herz. »Mein Körper ist in Ordnung. Das spüre ich.« Wie sie es bei unserer Arbeit gelernt hatte, holte sie tief Luft und ließ sie langsam wieder los, um den Vagusnerv zu aktivieren.

»Sie sind nach dem Unfall hierhergefahren?«

Sie nickte und lächelte dann. »Verrückt, nicht wahr? Das habe ich tatsächlich geschafft.« Sie legte die Hand auf den Bauch, auf das Sakralchakra, die Energie der emotionalen Verbindung zu anderen.

Candi kannte sich mit den Chakras aus und wusste, welche Gefühle sich dort abspielten. »Der Schmerz ist wegen ihr. Ich vermisse sie. Und heute habe ich sie ganz besonders vermisst.«

»Ja, das glaube ich.«

Candi kamen die Tränen. Lange Zeit saß sie nur da und weinte. Ich spürte, wie sich mein eigenes Herz- und Sakralchakra in dieser Verbindung zwischen uns öffnete. Ich hielt den Raum ruhig und sicher für sie, während sie ihre Tränen fließen ließ.

»Es tut weh«, sagte sie und klopfte sich auf die Brust, »aber ich spüre auch Liebe, hier.«

Wiederholung: Die drei Äste des Vagusnervs

Fassen wir kurz zusammen, was wir gerade über die drei Äste des Vagusnervs gelernt haben: den dorsalen, den ventralen und den sympathischen Vagusnerv.

Der dorsal-vagale Zustand tritt in Situationen extremer Bedrohung oder Überwältigung auf. Wenn wir irgendwie feststecken, nicht fliehen oder uns aus der Gefahr befreien können. Oder wenn wir uns unwichtig, vernachlässigt, ausgeschlossen, nicht unterstützt, nicht gehört oder nicht beachtet fühlen. Auch bei schweren Traumata tritt dieser Zustand auf. Die Körperfunktionen werden heruntergefahren, was zu Erstarrung oder Ohnmacht führen kann.

Das sympathische Nervensystem wird aktiv und löst Kampf- oder Fluchtreaktionen aus, wenn wir mit einer Gefahr konfrontiert sind und körperlicher oder emotionaler Schaden droht. Aber auch, wenn wir alltäglichen Stressfaktoren ausgesetzt sind, unter Leistungsdruck stehen, Entscheidungen treffen oder Termine einhalten müssen.

Der ventrale Vagus wird aktiviert, wenn wir mit Menschen verbunden sind, denen wir vertrauen, wenn wir lachen oder mit nahestehenden Menschen oder mit Haustieren kuscheln oder mit der Natur verbunden sind. Mit anderen Worten, wenn wir uns körperlich, emotional und/oder psychisch sicher fühlen.

Eine Möglichkeit, den Vagusnerv zu unterstützen, besteht darin, sich bewusst zu machen, was im eigenen Körper vor sich geht, und Indikatoren für Sicherheit zu erkennen. Dies ist ein Weg, sich mit seinem Körper anzufreunden und das Nervensystem als Helfer für ein gesundes Leben zu sehen.

ÜBUNG

Anregung zum Schreiben: Sich selbst kennenlernen

Schreiben Sie über einen Moment, in dem Sie einen dorsal-vagalen Zustand erlebt haben. Was ist passiert? Erinnern Sie sich an den Moment, in dem sich der Zustand verändert hat? Wie haben Sie sich im Körper gefühlt? Wer war sonst noch an der Situation beteiligt? Welche Eindrücke hatten Sie von sich selbst oder von anderen?

Schreiben Sie über einen Moment, in dem Sie einen Sympathikus-Zustand erlebt haben. Was ist passiert? Erinnern Sie sich an den Moment, in dem sich der Zustand veränderte? Wie haben Sie sich im Körper gefühlt? Wer war sonst noch an der Situation beteiligt? Welche Eindrücke hatten Sie von sich selbst oder von anderen?

Schreiben Sie über einen Moment, in dem Sie ventral-vagale Sicherheit erlebt haben. Was haben Sie in Ihrem Körper gefühlt? Wie sind Sie mit sich selbst und anderen umgegangen? Wo waren Sie? Welche Eindrücke hatten Sie von sich selbst oder von anderen?

Die Sprache des Körpers

Es gibt einen Begriff, der die Verarbeitung von Signalen aus dem Körperinneren beschreibt: *»Interozeption«*. Diese innere Wahrnehmung ist immens wichtig, damit wir die Bedürfnisse des Körpers erfüllen können (wenn wir Hunger verspüren, essen wir etwas, wenn die Blase voll ist, gehen wir auf die Toilette und so weiter).[31] Interozeption gilt auch als Voraussetzung für emotionales Empfinden. Gefühle entstehen erst, wenn wir bestimmte körperliche Veränderungen wahrnehmen.

Candi, deren Geschichte ich weiter oben in diesem Kapitel erzählt habe, wusste, dass der Unfall sie dissoziiert hatte. Deshalb griff sie nach dem Öl, das sie erdete und präsent machte. Sie atmete bewusst und dehnte ihre Muskeln, um ihren Körper wieder einzubinden. Außerdem suchte sie Kontakt zu einem anderen Menschen, bei dem sie sich sicher fühlte. Sie ließ ihre Tränen zu, um Stress abzubauen, und fühlte sogar eine emotionale Verbindung zu ihrer Mutter, die sie sehr vermisste. Sie erlaubte sich auch, sich mit den Empfindungen im Sakral- und im Herzchakra zu verbinden, und erkannte die Emotionen, die sich dort manifestierten.

Vielleicht haben Sie ein gutes Gespür für die Botschaften Ihres Körpers und wissen, wie Sie darauf reagieren können. Vielleicht haben Sie Bewältigungsmechanismen entwickelt, um das zu verdrängen, was Sie in Ihrem Körper als unangenehm oder überwältigend empfinden. Womöglich fällt es Ihnen schwer zu unterscheiden, was eine traumabedingte Reaktion und was eine Emotion ist. Es ist wichtig, dass Sie über ein Vokabular verfügen, mit dem Sie Ihre persönlichen Erfahrungen beschreiben können.

Stephen Porges hat für seine Polyvagaltheorie den Begriff der *Neurozeption* definiert.[32] Während die Interozeption die Wahrnehmung dessen ist, was in Ihrem Körper vor sich geht, bezieht sich die Neurozeption darauf, wie Ihr Nervensystem auf Reize reagiert, bevor Sie verstehen, wie Ihr Körper auf Indikatoren reagiert. Es ist das

Blinzeln mit den Augen, eine unwillkürliche Handbewegung, ein erschrecktes Zusammenzucken oder das Aufspringen bei einem lauten Geräusch.

Der Vagusnerv setzt die Organe für die Sicherheitsüberwachung ein. Herz, Kreislauf, Atmung, Fortpflanzung, Verdauung und andere Systeme senden Signale an das Gehirn. Das autonome Nervensystem innerviert (versorgt) diese Systeme.[33]

Erinnern Sie sich noch, wie Sie Bauchschmerzen bekamen, weil Sie eine Frist verpasst hatten? Oder wie Ihr Herz raste, als Ihr Chef Ihnen mehr Arbeit aufbürdete? Diese körperlichen Beschwerden waren keine Einbildung. Sie waren Stressindikatoren.

Was ist mit der Ruhe, die Sie in Ihrem Körper spüren, wenn Sie einen geliebten Menschen in den Armen halten? Wenn Sie ruhig, sicher und verbunden sind, erleben Sie ventral-vagale Reaktionen im ganzen Körper, auch in den Organen. Wenn Sie sich jedoch bedroht oder unsicher fühlen, reagieren dieselben Organe auf Ihre sympathische Erregung. Dies wird viszerales Erleben genannt.

Eine viszerale Erfahrung ist etwas anderes als eine somatische Erfahrung, auch wenn diese Begriffe manchmal synonym verwendet werden. Beide fühlen sich ähnlich an, aber eine somatische Erfahrung wird über die Haut, Gelenke, Sehnen, Bänder und Faszien (das Bindegewebe) wahrgenommen.[34]

Erinnern Sie sich an ein Erlebnis, bei dem Ihr Körper auf Stress oder emotionale Belastung mit Juckreiz reagiert hat? Oder an Muskelschmerzen bei psychischem Stress? Vielleicht sind Sie schon einmal wegen immer wiederkehrender Rücken-, Nacken- oder anderer Schmerzen zum Arzt gegangen, ohne dass dieser eine Diagnose stellen konnte? Möglicherweise handelt es sich um einen Bereich Ihres Körpers, in dem sich alte emotionale Ängste manifestieren. An welchen Stellen Ihres Körpers fühlen Sie sich unwohl, wenn Sie innerlich aufgewühlt sind?

Die Nerven sowohl Ihres somatischen als auch Ihres autonomen (viszeralen) Nervensystems senden über die Hauptäste des Vagusnervs Signale an das Gehirn. Das Gehirn verarbeitet dann diese Informationen und sendet »Schlussfolgerungen« an das Nervensystem zurück. Diese Art der Informationsverarbeitung wird als Bottom-up (Körper zum Gehirn) und Top-down (Gehirn zum Körper) bezeichnet. Es ist wichtig, dass Sie beobachten, was in Ihrem Körper passiert, denn die somatischen und viszeralen Informationen sind genauso wichtig wie die logischen Informationen, die Ihr Gehirn interpretiert. Ihre bisherigen Lebenserfahrungen werden die Schlussfolgerungen Ihres Gehirns beeinflussen, und das ist das beste Argument für die Erweiterung dieses Gewahrseins. Es ist eine sinnliche Erfahrung, die Einstimmung erfordert.

ÜBUNG
Achtsames Gehen

Diese Übung soll Ihnen helfen, anders auf Ihren Körper zu achten. Sie sind jeden Tag bei verschiedenen Gelegenheiten zu Fuß unterwegs, aber wie oft machen Sie sich tatsächlich bewusst, was Sie dabei körperlich, geistig und seelisch empfinden? Gehen ist eine wunderbare Möglichkeit für Ihr zentrales Nervensystem, wieder ins Gleichgewicht zu kommen, denn Schritte sind eine zweiseitige Bewegung, die beide Seiten Ihres Vagusnervs anspricht.

Gehen Sie so oft wie möglich an der frischen Luft spazieren und lassen Sie Ihre elektronischen Geräte zu Hause, da sie das zentrale Nervensystem stark ablenken. Seien Sie achtsam, während Sie gehen.

- Achten Sie beim Atmen auf die Luft. Ist sie warm? Kühl? Was riechen Sie? Wie fühlt sich die Luft in Ihrer Lunge an?
- Nehmen Sie die Farben und Formen um sich herum wahr? Ist Ihnen die Umgebung vertraut? Betrachten Sie die Details der Bäume, Häuser, Autos und des Himmels

bewusster, als Sie es vielleicht sonst tun.

- Lassen Sie aufkommende Gedanken zu, aber verfolgen Sie sie nicht bis zum Ende. Danken Sie ihnen und konzentrieren Sie sich dann wieder auf Ihren Atem.
- Gehen Sie langsam und bewusst. Achten Sie beim Gehen auf Ihre Füße. Wie fühlen sich die Beine an? Wie bewegen sich Ihre Gliedmaßen?
- Seien Sie neugierig auf die Rückmeldungen Ihres Körpers. Wie fühlt sich die Kleidung auf der Haut an? Welche Geräusche macht die Kleidung, wenn sie sich mit dem Körper bewegt?
- Nehmen Sie sich Zeit für die Geräusche um sich herum. Hören Sie genau hin, ohne zu urteilen. Gibt es Geräusche in der Umgebung, die Sie noch nie gehört haben? Können Sie Ihre Atemgeräusche wahrnehmen?

Die meisten Menschen glauben, dass alle Informationen als logische Ereignisse im Gehirn abgelegt sind und von dort abgerufen werden können. Dabei ist das tiefste Wissen im Körper gespeichert. Um darauf zugreifen zu können, müssen Sie anders zuhören, denn der Körper kommuniziert indirekt. Das heißt, Sie haben Erinnerungen, die in neuronalen Netzen gespeichert sind (implizites Gedächtnis). Diese Erinnerungen werden gefühlt und beeinflussen Ihr Erleben und Verhalten, ohne ins Bewusstsein zu treten. Vielleicht sind Sie als Kleinkind von einem Hund gebissen worden, ohne dass Sie sich daran erinnern können, und haben nun eine für Sie unerklärliche Angst vor Hunden. Sie tragen diese beängstigende Erinnerung in Ihrem Nervensystem mit sich herum.

Ein zentraler Teil des impliziten Gedächtnisses ist das sogenannte prozedurale Gedächtnis, in dem automatisierte Handlungsabläufe wie Gehen, Radfahren, Schuhe-Binden, Hemden-Zuknöpfen und so weiter gespeichert sind. Dieses

Verhaltensgedächtnis trägt zu den im Laufe des Lebens erworbenen motorischen Fähigkeiten bei.

Indem Sie die Empfindungen in Ihrem Körper wahrnehmen, können Sie auf eine tiefere Weise mit sich selbst kommunizieren. Die Verlangsamung von Bewegungen ist eine Möglichkeit, das Bewusstsein für die gefühlte Erfahrung zu verbessern. Eine andere Möglichkeit besteht darin, so oft wie möglich in den Körper hineinzuhören. Achten Sie beispielsweise auf Ihre Atmung und Ihre Körperhaltung. Seien Sie liebevoll und neugierig.

Im wahrsten Sinne des Wortes heißt das: Vertrauen Sie Ihrem Bauchgefühl.

Neben dem impliziten Gedächtnis gibt es das explizite Gedächtnis. Es ist das Wissensgedächtnis, in dem Bilder, Fakten und Ereignisse gesammelt werden, die bewusst wiedergegeben werden können. Unser dreigeteiltes Gehirn, wie ich es oben beschrieben habe, braucht Wiederholungen, damit explizite Erinnerungen gespeichert werden können. Die mehrdimensionalen Funktionen des Gehirns spielen dabei unterschiedliche Rollen.

Erinnern Sie sich noch an das Einmaleins und das Alphabet, die Sie als Kind lernen mussten und ständig wiederholt haben? Oder die Wegbeschreibung nach Hause oder zu einem anderen vertrauten Ort? Namen, Zusammenhänge oder Abläufe werden durch Wiederholung gelernt und für die spätere Verwendung im Gehirn gespeichert. Dies erfordert, dass Sie die Informationen immer wieder rekapitulieren, um explizite Erinnerungen zu entwickeln, die Ihre einzigartige Realität in diesem Leben schaffen.

ÜBUNG

Anregung zum Schreiben: Von innen nach außen

Diese Anregung zum Schreiben kann Ihnen helfen, sich der Botschaften in Ihrem Körper bewusster zu werden.

- Erinnern Sie sich an ein Erlebnis, als Sie eine viszerale Erfahrung aus Ihrem Herzen, Magen oder einem anderen Organ hatten? Was geschah, das diese Empfindung auslöste? Wie hat sich das für Sie angefühlt? Vielleicht war es Herzklopfen, weil Sie zu spät zu einer Verabredung kamen, oder ein flaues Gefühl im Magen, weil Sie eine Rechnung nicht bezahlen konnten?
- Erinnern Sie sich an ein Erlebnis, bei dem Sie eine somatische Erfahrung an der Haut, an den Gelenken oder an einem anderen Körperteil gemacht haben? Was ist dabei passiert? Wie hat sich die somatische Erfahrung für Sie angefühlt? Vielleicht hatten Sie zum Beispiel leichte Rückenschmerzen aufgrund eines Angstgefühls oder verspannte Nackenmuskeln nach einem Streit mit einem Familienmitglied.

Zusammenfassung

Sie sind so viel mehr als das, was von außen sichtbar ist. Sie verfügen über ein komplexes System, das Ihre menschliche Existenz ausmacht. Die einzelnen Bestandteile sind sowohl greifbar als auch feinstofflich. Diese Teile bilden Ihr Ganzes, und wenn Sie erkennen können, wie sie Hand in Hand arbeiten und miteinander harmonieren, kann Ihr authentisches Selbst sie nutzen, um Sie zu führen. Mithilfe der hoch entwickelten Komponenten Ihres Informationssystems werden Sie Ihre Entscheidungen auf der Grundlage Ihrer authentischen Bedürfnisse treffen. Heilung kann tiefgreifender und schneller erfolgen, wenn Sie verstehen, dass das Psychophysiologische das Spirituelle ist und das Spirituelle das Psychophysiologische. Beide Systeme stellen die Verbindung zu einer friedlichen Zukunft her.

Sie haben etwas über Ihren Vagusnerv erfahren. Lassen Sie uns nun ein wenig über Ihr Chakrasystem sprechen und darüber, wie diese gefühlte Erfahrung auch als ein Leitprinzip für Sie dienen kann.

KAPITEL 3

DIE VERBINDUNG ZWISCHEN DEM VAGUSNERV UND DEN CHAKRAS

Bei meiner therapeutischen Arbeit habe ich im Laufe der Jahre festgestellt, dass die Chakras eines Menschen seine emotionalen Kämpfe widerspiegeln. Wer zum Beispiel die Verbindung zu einem geliebten Menschen abgebrochen hat, spürt den Schmerz im Sakral- und im Herzchakra, den Chakras für die Energie von Beziehungen und Liebe. Menschen, die den Eindruck haben, dass ihre Meinung nicht zählt, kämpfen mit Engegefühlen im Halschakra. Patientinnen mit Essstörungen oder Suchtmustern berichten von Schmerzen in den Bereichen ihres Wurzel- oder Sakralchakras, wo sich die physischen Überlebens- und Beziehungsenergien befinden. Bei Kopfmenschen und »Kontrollfreaks« spielen vor allem das Solarplexus- und das Stirnchakra eine wichtige Rolle. Sie bekommen Kopfschmerzen, wenn sie die belebende Energie des Solarplexus nutzen, um die intuitiven Qualitäten des dritten Auges in den Hintergrund treten zu lassen.

Die Chakras zeigen sowohl somatische als auch viszerale Reaktionen. Die Energie der Chakras reicht tief in unser Inneres und dehnt sich über unseren physischen Körper hinaus aus. Sie sendet und liest Informationen. Da diese Energiezentren mit dem Vagusnerv verbunden sind, werden die Botschaften nach innen gesendet und wandern durch die Organe (viszeral) und durch das Bindegewebe (somatisch).

Ich habe beispielsweise die Erfahrung gemacht, dass Patientinnen, die eine Trennung verarbeiten müssen, manchmal sowohl unter Darmbeschwerden (Solarplexus- oder Sakralchakra / viszeral) als auch unter unbestimmten Nackenschmerzen (Kehlkopfchakra / somatisch) leiden. In fortgeschrittenen Stadien der Verarbeitung erleben sie, wie sich ihr Hals öffnet (Kehlkopfchakra / somatisch) und Verspannungen sich lösen und sie tiefer atmen können (Herzchakra / viszeral).

Die Chakras sind entsprechend dem Verlauf des Vagusnervs im Körper angeordnet. Die drei unteren Chakras (Wurzel-, Sakral- und Solarplexus-Chakra) sind mit den nicht myelinisierten, also langsamer leitenden Ästen des Vagusnervs verbunden. Die oberen vier Chakras (Herz, Kehlkopf, Stirn / drittes Auge und Krone) sind mit den myelinisierten, das heißt schneller leitenden, Ästen verbunden, die Teil des ventralen Vagus, des Nervs für soziale Verbundenheit, sind. Bis heute gibt es keine wissenschaftlichen Untersuchungen über die Zusammenhänge zwischen den Chakras und dem Vagusnerv. Die Informationen in diesem Buch stammen aus meiner jahrelangen Praxis und den Beobachtungen, die ich machen konnte, wenn ich Hilfesuchende dabei unterstützte, Traumareaktionen zu lindern und ihre Beziehungen zu anderen Menschen in der Kindheit zu reparieren. In meiner Iyengar-Yogalehrerausbildung habe ich zudem gelernt, mit den Chakras zu arbeiten, um mein eigenes seelisch-geistiges Gleichgewicht zu finden, was dann natürlich auch in meine therapeutische Arbeit eingeflossen ist.[35]

Ausgehend von diesen beiden Grundlagen, habe ich die emotionalen und physiologischen Reaktionen meiner Patientinnen während der Traumabearbeitung beobachtet, die sehr geist- und körperzentriert ist. Es besteht kein Zweifel, dass diese feinstofflichen Energien persönliche Erfahrungen widerspiegeln, die bekanntermaßen mit den seelischen Dimensionen der Chakras übereinstimmen.

Viele meiner Patientinnen haben keinen oder nur einen sehr geringen Bezug zu ihren Chakras, was den Ausdruck ihres emotionalen Erlebens durch die Chakras noch tiefer macht. Manchmal erwähne ich in einer Sitzung nicht einmal, welches Chakra sich gerade zeigt, da sie dies sonst in ihre linke Gehirnhälfte, die für das logische Denken zuständig ist, hinein- und aus ihrer neurophysiologischen Verarbeitung herausführen würde. Für mich ist das Wissen jedoch hilfreich, weil ich dann sehen kann, wie die emotionale Energie in ihrem Körper verarbeitet wird. Die Chakras und die darin enthaltenen Informationen kommen, wenn überhaupt, oft erst später zur Sprache, wenn wir eine Sitzung reflektieren.

Was sind Chakras?

Die Chakras existieren im Gewahrsein und sind nicht Teil der physischen Anatomie. Es sind feinstoffliche Energiezentren im Körper, die man eher fühlen als sehen kann. Diese rotierenden Energiepunkte befinden sich in einer Linie entlang der Wirbelsäule vom Steißbein bis zum Scheitelpunkt des Kopfes. Sie wirken wie Leuchtfeuer, die sich nach außen in die Welt und nach innen durch die Tiefen des zentralen Nervensystems, der Organe und der Wirbelsäule ausbreiten. Die Chakras sind die unsichtbaren Energien, die das Aurafeld und die »Ausstrahlung« eines Menschen bestimmen.

Wie der Vagusnerv transportieren die Chakras das Wissen darüber, wie Sie Ihre Realität erleben, hin und her. Die Essenz der Chakras ist die Energie des Seelenselbst, die in Verbindung mit dem menschlichen Körper arbeitet. Das Seelenselbst treibt sozusagen das zentrale Nervensystem an, so wie der Strom ein Elektroauto antreibt.

Es ist eine bekannte Tatsache, dass es viele chakrische Energiezentren im Körper gibt, nur über die Anzahl ist man sich in den verschiedenen Yogarichtungen nicht immer ganz einig. In diesem Kapitel und im weiteren Verlauf des Buches werde ich mich auf die sieben Chakras konzentrieren, die wie Perlen auf einer Schnur entlang der Wirbelsäule bis zum Scheitel aufgereiht sind. Ihre Anordnung entspricht damit in etwa dem Verlauf des Vagusnervs. Wir verfügen darüber hinaus über Energiezentren in den Händen und

Füßen, die ich ebenfalls erwähnen werde, weil sie zu Ihrer Heilung und der Heilung anderer beitragen können.

Das Gewahrsein für die Chakras hat seinen Ursprung in den alten hinduistischen Praktiken des Yoga und der Meditation.[36] Im Sanskrit bedeutet *Chakra* »Rad« oder »Scheibe«. Sanskrit ist eine alte indische Sprache, und die meisten hinduistischen Schriften sind in Sanskrit verfasst. Die Chakras sind wie winzige Wirbel, die »Prana« (unsere Lebenskraft, Lebensenergie) aufnehmen und verteilen.

Das 7-Chakra-System stammt aus dem Yogazweig der *Purnananda*-Linie, die um 1500 entstanden sein dürfte. Im frühen 20. Jahrhundert war es dem Schweizer Psychoanalytiker Carl Gustav Jung ein Anliegen, das Chakrasystem dem aufgeklärten westlichen Denken zugänglich zu machen. Er sah darin ein mögliches Modell der Bewusstseinsentwicklung, das den Menschen helfen könnte, die eher feinstofflichen Aspekte ihrer Psyche zu verstehen. Jung bezeichnete die Chakras als »Lokalisationen des Bewusstseins« und als »äußerst präzise durchgearbeitetes System psychischer Schichten«. Seiner Ansicht nach boten die Chakras die Möglichkeit, die innere Realität auf eine Weise zu erforschen und zu verarbeiten, für die die westliche Wissenschaft nicht offen war.[37]

Wenn man alte Texte über die Chakras mit modernen wissenschaftlichen Beschreibungen des Vagusnervs kombiniert, kann man Spiritualität und Wissenschaft zu einem größeren Zweck verbinden. Die Betrachtung der Chakras und des Vagusnervs wirft tiefere Fragen über die eigene Heilung und das eigene Wachstum auf. Benutzt unser Seelenselbst das Nervensystem als »Steuerrad«, um sich energetisch mit der Welt zu verbinden? Werden diese Erfahrungen in den faserigen Verästelungen des Vagusnervs erzeugt, um das Verständnis des Seelenselbst vom Menschsein zu erweitern?

Die Arbeit des Newton Institute, das erforscht, was unsere Seele zwischen den Inkarnationen erlebt, hat Tausende von Fällen dokumentiert, um zu zeigen, wie die Seele in den Körper eintritt und als Treibstoff für die Lebenskraft wirkt.[38] Institutsgründer Michael

Newton beschreibt in seiner qualitativen Forschung die Chakras als ein Netzwerk vitaler Energiepunkte, die mit einem ionisierten Energiefeld verbunden sind, das unseren physischen Körper umgibt (die Aura). Die Kirlianfotografie, ein fotografisches Verfahren zur Visualisierung des farbigen Energiefeldes um uns herum, hat dies bestätigt.

Die Energiearbeiterin Donna Eden beschreibt in ihrem bahnbrechenden Buch *Energy Medicine*, dass sich die Chakras sowohl im Uhrzeigersinn als auch gegen den Uhrzeigersinn drehen. Ihrer Meinung nach bestehen die Chakras aus mindestens sieben Schichten. Eden berichtet, dass sie bei der Arbeit mit Patientinnen in jedem Chakra mehrere Farben sieht. Die Chakras eines Menschen, so schreibt sie, »haben ihre eigenen Muster und sind so einzigartig wie die Augenmuster oder Daumenabdrücke«.[39]

Ihre Persönlichkeit

So wie der Körper gepflegt werden muss, ist es auch wichtig, auf den Zustand der Chakras zu achten, vor allem weil sie mit dem Vagus-Nervensystem in Verbindung stehen. Yoga, sanfte Bewegung, Meditation und Achtsamkeit sind Möglichkeiten, diese sieben Energiezentren im Fluss zu halten.[40] Viele der Übungen in diesem Buch werden Ihnen dabei helfen. Gleichzeitig unterstützen Sie mit den Übungen auch den ventralen Vaguskomplex, der für die soziale Verbundenheit steht. Mein Ziel ist es, dass Sie diese Energiewirbel verstehen und wissen, wie sie für Ihren Körper arbeiten. Sowohl der Vagusnerv als auch die Chakras sind Teil Ihres menschlichen Selbst. Die Chakras haben nur eine etwas spirituellere Qualität. Ihre Reise durch die Chakras verbindet Sie mit Ihrem physischen, emotionalen, psychologischen und – schließlich – spirituellen Selbst.

Physisch bedeutet in diesem Fall die Energie, die Sie als Ergebnis von Erfahrungen in Ihrem Körper tragen. Wie Sie in den beiden vorangegangenen Kapiteln gelesen haben, spielt dabei der Vagusnerv eine wichtige Rolle. Was auf der emotionalen Ebene geschieht, prägt sich körperlich ein. Schmerzhafte Erlebnisse, aber auch Liebe, Freundlichkeit und Unterstützung werden als Informationen gespeichert, die sich später wieder abrufen lassen.

Emotional ist die energetische Erfahrung, die sich im Körper manifestiert, wenn der Vagusnerv und die Chakras angesprochen werden. Wenn man sich darauf einlassen kann, ist die Komplexität dieser Erfahrung erstaunlich. Meine Patientin Candi konnte die Trauer über ihren Verlust, die Angst infolge ihres Unfalls und die Wärme der Liebe für ihre Mutter durch ihre Chakras spüren, weil sie gelernt hatte, keine Angst zu haben und dem zu vertrauen, was ihre Emotionen durch ihren Körper ausdrückten.

Ihre Persönlichkeit in jeder Erfahrung, die Sie machen, und die Art und Weise, wie Sie diese Rollen in der Welt spielen, ist »psychologisch«.[41] »Psychologisch« bezieht sich auf die Identitäten und adaptiven Verhaltensweisen, die Sie in diesem Leben erworben haben. Wir haben viele Identitäten und leben sie je nach Situation.

Das Spirituelle ist die Seele oder das authentische Selbst. Wie leicht sich Ihre Seele in Ihrem Körper ausdrücken kann, hängt von der Stärke Ihrer Abwehrmechanismen ab. Je mehr Sie sich in der Welt mit Bewältigungsstrategien bewegen, die ihren Ursprung in emotionalem Schmerz und dessen Vermeidung haben, desto schwieriger ist es für Ihre Seelenenergie, sich auszudrücken. Wenn Sie die Wunden aus Ihrer Kindheit heilen, lösen sich viele dieser Hindernisse auf. Ihre chakrische Energie fließt dann, und der vagale Teil Ihres Nervensystems ist anpassungsfähig, das heißt, Ihr Körper kann sein Kommunikationssystem optimal nutzen.

Ihre Seele hat den Wunsch, sich auszudehnen und zu verstehen. Da sie feinstofflich ist, hat sie keine Angst. Dies steht in direktem Gegensatz zu unserem physischen Selbst, das um jeden Preis leben will und im Dienste des physischen Überlebens andere töten oder zerstören würde. Das Gleichgewicht zwischen diesen Gegensätzen erfordert ein lebenslanges Gewahrsein und Freundlichkeit sich selbst gegenüber.

ÜBUNG
Selbstmitgefühl einatmen

Nehmen Sie sich eine Minute Zeit, um sich mit Ihrem Körper zu verbinden. Dies ist eine einfache Atem- und Erdungstechnik, die Ihnen hilft, sich zu zentrieren. Wenn Sie zentriert sind, spüren Sie Liebe, weil Sie sich sicher fühlen.

- Legen Sie eine Hand auf Ihr Herz und erlauben Sie sich, einige Sekunden lang die Verbindung zwischen Handfläche und Herz zu spüren.
- Spüren Sie, wie wohltuend diese Berührung ist. Lassen Sie sich von diesem Gefühl erden.
- Atmen Sie wie gewohnt ein und spüren Sie, wie die Luft Ihre Lunge füllt und sich der obere Brustkorb ausdehnt.
- Ziehen Sie den Atem langsam weiter in den Oberkörper.
- Erlauben Sie der Energie Ihres Herzens, sich in Ihrem Brustkorb auszubreiten.
- Wiederholen Sie einige Male: »Ich bin sicher.«
- Was haben Sie gemerkt?

Die glorreichen Sieben

Die sieben Hauptchakras verteilen sich vom Steißbein bis zur Schädeldecke. Wenn Sie die Eigenschaften der Chakras verstehen und wie sie die Dimensionen Ihres menschlichen Daseins ergänzen, können Sie diese Energiezentren in Verbindung mit Ihrem Vagusnerv für ein noch effektiveres Gleichgewicht nutzen. In der folgenden Zeichnung sind die Chakras grafisch dargestellt.

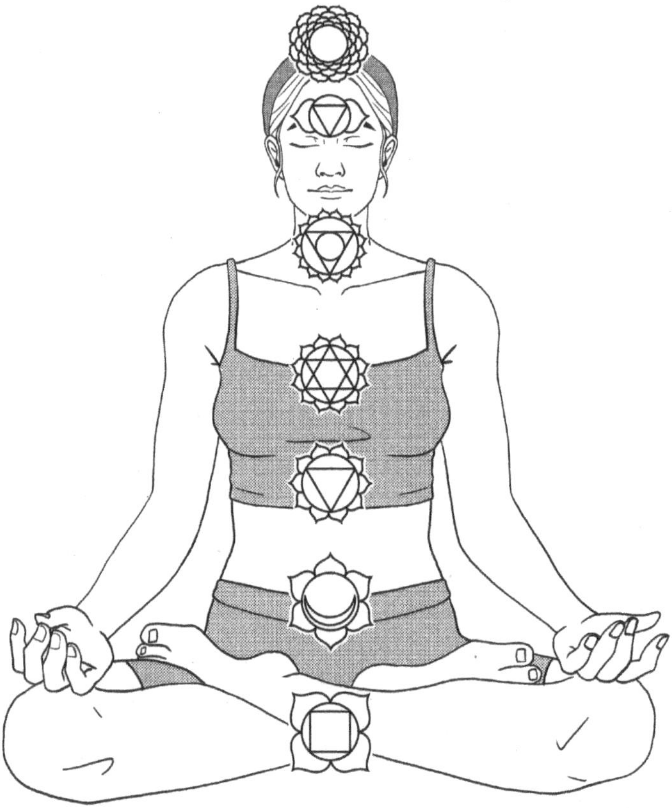

Abbildung 1: Die Chakras

Die von unten nach oben ersten drei Chakras nenne ich die »essenziellen Chakras«. Dies ist meine ganz persönliche Art der Einteilung in der therapeutischen Arbeit. Diese tiefer gelegenen Chakras repräsentieren die tieferen Verbindungen zum physischen Selbst, das mit der physischen Welt in Verbindung steht. Das Wurzel-, das Sakral- und das Solarplexus-Chakra erden Sie in Ihrer greifbaren Realität. Diese drei Chakras haben eine ähnliche Wirkung wie der sympathische und der dorsale Vagusnerv, die Sie bei der sozialen Verbundenheit unterstützen.

Die oberen vier Chakras (Herz, Kehlkopf, Stirn und Krone) sind mit den ventralen Vagusästen verbunden. Ich nenne diese oberen Energiezentren »sich entwickelnde Chakras«, weil sie uns einladen, tiefer in die Verbindung mit unserer inneren Welt einzutauchen. Wenn wir uns nach innen wenden, wird unser Leben symbolischer, geheimnisvoller und intuitiver. Diese Energiezentren laden uns ein, uns selbst auf eine nichtlineare Weise zu verstehen.

Wir brauchen den ventral-vagalen Zustand, um uns sicher und mit dem Leben verbunden zu fühlen.[42] Hier ist Raum für die Auseinandersetzung mit unserer Seele. Aber wir benötigen Anpassungsfähigkeit in unserem Nervensystem, um zu wissen, wann wir Anzeichen von Sicherheit über die sympathischen und dorsalen Äste richtig interpretieren müssen. Am Ende kehren wir zur ventralen Ruhe zurück. Mit den Chakras verhält es sich ähnlich. Die Nutzung der sich entwickelnden Chakras ist eine Erfahrung der Ruhe, aber auch die Botschaften der essenziellen Chakras sind unentbehrlich.

Die essenziellen Chakras

In der therapeutischen Arbeit stelle ich oft fest, dass in den essenziellen Chakras die Aspekte des verletzten Kindes schlummern. Mit anderen Worten: Unsere »inneren Kinder« und ihre Erfahrungen werden hier in unser System eingepflanzt. Diese Chakras haben sich als erste noch in der Gebärmutter sowie im Säuglingsalter entwickelt und sprechen unsere ursprünglichen Bedürfnisse nach Nahrung und Sicherheit an. Wurden diese Bedürfnisse nicht ausreichend befriedigt, speichern wir diese Erinnerungen in unserem Körper. Angst, Sehnsucht und andere unangenehme Gefühle drängen dann in die Bauchregion, wo sich diese Chakras befinden. Von hier aus erhalten wir auch unsere körperlichen Signale für Hunger, sexuelles Verlangen, körperliche Verbindung und das Bedürfnis nach Schutz.

Die essenziellen Chakras sind mit den vagalen Nervenfasern im mittleren und unteren Teil des Zwerchfells verbunden. Diese Nerven wiederum verbinden sich mit den Organen unterhalb des Herzens, die über keinen Atmungsrhythmus verfügen und nicht autonom sind: Leber, Milz und Verdauungstrakt. Diese drei Chakrazentren sind, wie dieser Bereich des Vagusnervs, viszeral. Wir können die Intensität der Botschaft von innen nach außen spüren, wobei die Intensität in diesem Fall auf angenehme oder unangenehme Gefühle hinweisen kann. Das Umarmen eines geliebten Menschen kann in dieser Körperregion ebenso stark empfunden werden wie das Zuspätkommen zu einem Vorstellungsgespräch.

Wir müssen zuerst unsere Grundbedürfnisse befriedigen, bevor wir auf andere Weise heilsam handeln können. Wir müssen wissen, wie wir mit unseren Ressourcen, unseren Beziehungen zu anderen, unseren Gedanken und Grenzen umgehen können, um Sicherheit in unserer Welt zu schaffen. Wenn wir uns nicht sicher genug sind, ob wir in der Lage sind, für uns selbst zu sorgen (Wurzelchakra), oder nicht in der Lage sind, gesunde Beziehungen zu anderen aufzubauen und aufrechtzuerhalten (Sakralchakra), ist unsere Identität in der Welt verzerrt (Solarplexus). In den therapeutischen Sitzungen bemerke ich, wenn sich Aspekte der essenziellen Chakras wie folgt manifestieren.

Körper - das Wurzelchakra

Das Wurzelchakra ist das erste Chakra und offenbart Ihre physischen Aspekte. Es wird auch als Basischakra bezeichnet und ist das Energiezentrum, das mit körperlichen Bedürfnissen verbunden ist. Sein Thema ist die Verbindung mit der Erde und mit Lebensgrundlagen wie Nahrung und Obdach. Das Wurzelchakra steht für die körperliche Sicherheit und das Überleben. Es sitzt im Becken, am Ende des Steißbeins, und ist von allen Chakras dem Boden am nächsten. Es spielt auch eine Rolle in der Sexualität: Wenn eine Patientin sexuell missbraucht wurde, ist die Energie dieses Chakras oftmals gestört.

Emotionen - das Sakralchakra

Das zweite Chakra verbindet uns emotional mit anderen Menschen. Die Qualität unserer Bindungen spiegelt wider, wie sicher wir uns fühlen, und das wiederum zeigt an, wie gut wir Beziehungen aller Art gestalten können. Das Sakralchakra ist ein Spiegel der emotionalen Sicherheit. Es befindet sich etwas unterhalb des Bauchnabels, wo die Nabelschnur uns mit unserer ersten Erfahrung von Leben und Geborgenheit verbunden hat.

Geist - das Solarplexus-Chakra

Das Thema des dritten Chakras ist die Tatkraft. Es formt unser Selbstgefühl, unsere Identität und unsere Persönlichkeit, die alle von den Vorstellungen unseres Verstandes und unserer Sicht der Realität geprägt sind. Das Solarplexus-Chakra (auch »Nabelchakra« genannt) bildet die Brücke zwischen dem Erleben der eigenen Grundbedürfnisse und dem Erleben der eigenen Welt und des eigenen Platzes darin. Dieses Chakra sitzt im Oberbauch, oberhalb des Nabels.

Die sich entwickelnden Chakras

Mit den sich entwickelnden Chakras beginnt die Reise zu tieferem Gewahrsein und persönlicher Bedeutung. Diese Chakras sind der Weg zu unserem Seelenselbst. Ihre Energie führt uns zu unserer Authentizität. Die Energie in diesen Chakras ist mit dem Vagusnerv verbunden, der im Hirnstamm entspringt und zu den Organen oberhalb des Zwerchfells verläuft. Diese Organe gehören zum autonomen Nervensystem. Die Nerven in diesem Bereich des Körpers sind ummantelt (myelinisiert), was bedeutet, dass Informationen entlang dieser Fasern schneller transportiert und verarbeitet werden. Dies ist der Ursprung des intuitiven Wissens, das plötzlich aufzutauchen scheint.

Das Herzchakra ist die Energie, die sich über die Organe Herz und Lunge hinaus ausdehnt. Das Herz und seine Herzfrequenz bestimmen über die Atmung, wie gut ein Mensch seine »vagale Pause« oder sein emotionales Sicherheitssystem über die Atmung steuern und stabilisieren kann.

Das Kehlkopfchakra ist mit den Nervenfasern des Vagus verbunden, die Kehlkopf, Kiefer, Zunge, Mittelohr und Gesicht versorgen. Dieser Bereich der ventral-vagalen Nervenendigungen hilft uns, mit anderen durch Sprechen, Hören und physisches Sehen zu interagieren. Das Chakra verbindet die spirituelle und körperliche Ebene durch Schallschwingungen. Es erstreckt sich über den Bereich des Kehlkopfes hinaus bis zum Mund und zu den Ohren.

Das Stirnchakra (Chakra des dritten Auges) steht in Beziehung zu den Stirnhöhlen, dem Thalamus, dem Hypothalamus und der Hypophyse, die für das hormonelle Gleichgewicht und einen ruhigen Geist sorgen. Es befindet sich direkt vor dem präfrontalen Kortex, dem Ort des höheren Denkens. Durch dieses Chakra verbinden wir uns mit der unausgesprochenen Sprache der Symbole, Energien und Farben, der Sprache der Seele.

Das Kronenchakra sitzt am Scheitel über der Fontanelle, wo die Schädeldecke am dünnsten und damit am durchlässigsten ist. Es wirkt wie ein offener Empfänger für geistige Informationen aus höheren Sphären. Die Energie durchdringt das Großhirn, das Mittelhirn und das gesamte Zentralnervensystem.

Alle Eigenschaften der sich entwickelnden Chakras ermöglichen inneres Gewahrsein und spirituelles Wachstum. Was ich im Folgenden beschreibe, entstammt meinen Erkenntnissen aus den therapeutischen Sitzungen mit meinen Patientinnen und Patienten.

Intuition - das Herzchakra

Das vierte Chakra führt Sie in eine tiefere Verbindung mit Ihrem Seelenselbst. Wenn Sie sich ganz »fallen lassen«, erweitern Sie Ihre Erkenntnisfähigkeit. Ihre Liebe zu sich selbst und zu anderen wächst, denn diese Energie ist beruhigend und sicher. Dieses Chakra sitzt in der Herzgegend, im Brustraum.

Verbindung - das Kehlkopfchakra

Das fünfte Chakra ermöglicht es Ihnen, Ihre schöpferische Kraft zu manifestieren, indem Sie ohne Angst die Wahrheit sagen und die Wahrheit anderer hören. Dieses Energiezentrum steht für Authentizität, Kommunikation, Sprache, Selbstdarstellung. Mehr als bei jedem anderen Chakra erzeugt die Energie, die hier fließt, heilende Töne und Klänge. Dieses Chakra befindet sich im Halsbereich und wird deshalb auch »Halschakra« genannt.

Spiritualität - das Dritte-Auge-Chakra (Stirnchakra)

Das sechste Chakra führt Sie zu Ihrem subjektiven Seelenselbst. Es ist mit Wissbegierde und der Fähigkeit zur Selbsterkenntnis assoziiert und verbindet Sie mit dem, was Ihre innere Welt ausmacht. Das Vertrauen in seine symbolische Kommunikation hilft Ihnen, spirituelle Einsicht zu erlangen. Dieses Chakra sitzt im Stirnraum, zwischen den Augenbrauen.

Empathie - das Kronen- oder Scheitelchakra

Das siebte Chakra steht für Ganzheit. Es verbindet Sie mit dem allumfassenden Universum und ist wie ein Band zu allem, was existiert. Wenn wir uns mit einer höheren Macht in Beziehung setzten, beginnen wir zu verstehen, dass alle Menschen miteinander verbunden sind, und das stärkt unser Verständnis und unser Empathie. Dieses Chakra befindet sich oben am Kopf, am Scheitelpunkt.

ÜBUNG

Was wäre, wenn es keine Worte gäbe?

Jeden Tag interagieren Sie mit Ihrem intuitiven und biologischen Selbst - mit oder ohne Worte. Dafür nutzen Sie ein komplexes System von neuronalen Mustern in Ihrem Gehirn, im zentralen Nervensystem, in Ihren Muskeln, Faszien und Chakras. Die inneren Reaktionen (Neurozeptionen), die von unseren

Vorsätzen und Absichten gelenkt werden, geschehen meist unbewusst. Sie sind eine universelle Sprache, in der der Mensch sendet und empfängt. Sind wir von unseren Reaktionen auf Reize abgespalten, zeigt sich das nach außen. Wenn wir dagegen auf die physiologischen Reaktionen unseres Körpers achten, werden wir anders mit unseren Mitmenschen umgehen, und das wird sich in unseren Beziehungen widerspiegeln.

Stellen Sie sich einmal eine Welt ohne Worte vor. Keine Möglichkeit, sich schriftlich mitzuteilen. Keine Möglichkeit, Ihre Meinung in einer Sprache auszudrücken, die Sie kennen.

Wie würden Sie sich mit anderen verständigen? Wie würden Sie Ideen, Gefühle, Erfahrungen und die Realität Ihres Geistes mitteilen? Alles wäre anders. Ohne die Worte und Zahlen, die die Infrastruktur von Gesellschaften bilden, wäre die Welt nicht so, wie Sie sie kennen.

- Kommen Sie einen Moment zur Ruhe und fragen Sie sich, wie Sie ohne Worte kommunizieren würden. Um besser zu verstehen, wie sich das anfühlen würde, setzen Sie sich auf Ihre Hände. Überlegen Sie, wie Sie mit den Menschen in Ihrem Umfeld in Verbindung treten würden. Was nehmen Sie wahr? Was sagt Ihnen Ihr Körper in diesem Moment?
- Stellen Sie sich vor, Sie würden auf jemanden zugehen, den Sie kennen und lieben. Wie würden Sie sich fühlen? Wo spüren Sie emotionale Strömungen in sich? Gibt es ein Gefühl von Ausdehnung? Zusammenziehen? Fließen? Bleiben Sie eine Weile bei sich selbst und nehmen Sie es wahr.
- Stellen Sie sich vor, Sie gehen auf jemanden zu, dem Sie nicht vertrauen. Nehmen Sie die Empfindungen in Ihrem Körper wahr. Achten Sie auf Ihre Atmung und auf alle Spannungen in Ihrem System, innerlich und äußerlich. Wo fühlen Sie sich angespannt? Was ist der Unter-

schied zwischen dieser Visualisierung und der vorherigen Übung? Wie verstehen Sie die emotionalen Reaktionen Ihres Körpers?

Fahren Sie mit einer weiteren Visualisierung fort:

- Wechseln Sie die Szene und stellen Sie sich vor, Sie gehen auf eine fremde, neutrale Person zu. Vielleicht kennen Sie sie, vielleicht auch nicht. Diese Person befindet sich irgendwo an der Peripherie Ihres Lebens. Was fühlt Ihr Körper jetzt?

Und zum Schluss noch diese Visualisierung:

- Stellen Sie sich einen Säugling vor, der in eine weiche Decke eingewickelt ist und diesen wunderbar frischen Babyduft verströmt. Atmen Sie ein und treten Sie näher an das Bild heran. Betrachten Sie das Gesicht und die Bewegungen des Babys. Es kommuniziert auf die einzige Art und Weise, die es kennt, und Sie antworten ihm. Wie erleben Sie diese Kommunikation? Was passiert in Ihrem Körper? Vieles in Ihrer Reaktion könnte damit zu tun haben, wie Sie Babys generell wahrnehmen. Ist Ihre Visualisierung das Bild eines Babys, das Sie lieben?

ÜBUNG

Anregung zum Schreiben: Das Emotionale ist das Körperliche

Welche der Personen, die Sie sich in der vorangegangenen Übung vorgestellt haben, haben Sie als körperlich angenehm empfunden und welche als unangenehm oder neutral? Was waren die Unterschiede zwischen den vier Visualisierungen und wo haben Sie sie gespürt? Welche Empfindungen hatten Sie? Hat Ihr Körper durch Muskeln und Haut reagiert? Haben

Sie etwas tiefer in sich gespürt, im Bauch oder in anderen Organen? Und wo? Was hat Sie am meisten überrascht?

Wenn Sie ein eher visueller Mensch sind, zeichnen Sie mit Buntstiften, wo in Ihrem Körper Sie diese Erfahrungen gespürt haben.

Vertrauen Sie der Erfahrung

Wenn Sie noch nie mit Ihren Chakras gearbeitet haben, kann es eine Weile dauern, bis Sie spüren, wie sie fließen, vor allem, falls Sie es gewohnt sind, sich von Ihrem Körper zu distanzieren. Wenn Sie sich erst einmal verbunden haben, sind Sie vielleicht immer noch unsicher, was Sie gerade erleben. Gehen Sie es langsam an. Vertiefen Sie Ihr Gewahrsein. Nutzen Sie die Übungen in diesem Buch, um Ihre Aufmerksamkeit über den Vagusnerv und die Chakras auf Ihren Körper zu lenken. Seien Sie neugierig und freundlich. Dies wird zu einer liebevollen Verbindung mit sich selbst führen.

Sollten Sie bereits regelmäßig mit Ihren Chakras arbeiten, sei es durch Yoga oder andere Methoden, dann lade ich Sie ein, Ihre psychologische Verbindung zu ihnen zu vertiefen, indem Sie verstehen, dass diese Energie tief in Ihr System reicht. Nehmen Sie wahr, wie Sie Gefühle im Körper erleben. Seien Sie interessiert und offen. Beobachten Sie sich selbst, wie Sie an der Welt teilhaben und auf andere Menschen reagieren.

Es gibt zwar einen Rahmen für energetische Systeme wie die Chakras, aber sie zu erfahren, ist etwas Einzigartiges. Die Erfahrung ist nur für Sie. Wenn Sie Ihre Gefühle respektieren, gibt es kein Richtig oder Falsch. »Richtig« und »falsch« sind Nebenprodukte unseres Gehirns, das alles in ein Raster einordnen will, aber manche Dinge müssen einfach erlebt werden, ohne Bewertung. Die Einstimmung auf die Energie Ihres Körpers ist unbeschreiblich. Worte können jedoch einschränkend sein.

Atmen Sie einfach und vertrauen Sie dieser neuen Art des Seins. Mit der Zeit wird es zu Ihrer zweiten Natur werden, sich auf sich selbst einzustimmen und mit der Welt zu interagieren.

Hierarchie der Bedürfnisse in Bezug auf die Chakras

Die Chakras sind Boten, die Ihre inneren Realitäten nach außen tragen und Ihre persönlichen Wahrheiten offenbaren. Jedes Chakra spiegelt die Dimensionen Ihrer menschlichen Bedürfnisse wider. Wenn Sie den Chakras aufwärts folgen, vom Körperlichen zum Spirituellen, können Sie dies erkennen.

Der Humanist und Psychologe Abraham H. Maslow hat die menschlichen Bedürfnisse in fünf Gruppen oder Stufen eingeteilt.[43] Sein Modell ist als »Maslowsche Bedürfnispyramide« bekannt. Sie ist immer mal wieder irgendwo abgebildet, vielleicht haben Sie sie schon gesehen.

Die Basis der Pyramide bilden die Existenzbedürfnisse, also die physiologisch notwendigen Lebensbedingungen wie Nahrung, Atmung, Wärme und Licht. Sie sind die Voraussetzung für die Erhaltung des Lebens. Dies entspricht der Energie des Wurzelchakras. Wir können uns nicht auf unsere menschliche Erfahrung einlassen, wenn wir uns nicht um unseren Körper kümmern.

Wenn die physischen Bedürfnisse befriedigt sind, so Maslow, sucht der Mensch Sicherheit und Geborgenheit, indem er sich Ressourcen schafft. Auf der zweiten Stufe der Pyramide finden sich daher Bedürfnisse wie Wohnen, materielle Grundsicherung und Gesundheit. Auf der nächsten Ebene folgt das soziale Bedürfnis, also das Streben des Menschen nach sozialer Bindung, Liebe und Freundschaft (was immer auch ein Sicherheitsbedürfnis ist). Diese Verbindung suchen wir über die Energie des Sakralchakras.

Die Beziehung zu anderen und die Identität dessen, was wir in Bezug auf andere sind, findet ihre Entsprechung in der Energie des

Solarplexus und der vierten Ebene der Bedürfnispyramide: dem Wunsch nach Anerkennung und Wertschätzung. Ein Weg, in der Gemeinschaft anerkannt zu werden, kann sein, einen Beruf mit hohem Ansehen zu ergreifen. Die Energie des Solarplexus spiegelt diese individuellen Bedürfnisse wider, denn sie ist Identität und Geist.

Diese ersten vier Kategorien wurden von Maslow unter dem Oberbegriff »Defizitbedürfnisse« zusammengefasst. Ich würde sie als Chakra-Grundbedürfnisse bezeichnen, die uns eine solide Basis für die Reise in ein reifes Erwachsenenalter geben.

Sobald ein Mensch ein gewisses Maß an Sicherheit in der Welt erlangt hat, verfügt er über die Mittel und die Zeit, sich nach innen zu wenden und das Imaginäre, das Kreative und den Sinn der Selbstverwirklichung zu erforschen. Dies führt uns zu der sich entwickelnden Energie des Herzens und der intuitiven Energie. Das Kehlkopfchakra steht dabei für Verbundenheit und das Erschaffen dessen, was wir wollen, das Stirnchakra für die imaginativen Aspekte des dritten Auges und das Kronenchakra für die Verbindung mit einer höheren Ebene.

Wenn Sie nun im zweiten Teil des Buches mehr über die Chakras erfahren, achten Sie darauf, wie sich Ihre Bedürfnisse in der Reihenfolge widerspiegeln.

TEIL 2

HEILUNG DURCH DIE CHAKRAS UND DEN VAGUSNERV

KAPITEL 4

DER KÖRPER UND DAS WURZELCHAKRA

Das Wurzelchakra verankert uns in der Erde und gibt uns das irdische Gewahrsein, das unser Seelenselbst sucht.[44] Es reguliert die physischen Dimensionen des Menschseins. Diese Energie, die sich im Becken befindet, ist mit den Überlebensbedürfnissen wie Sicherheit, Fortpflanzung und Nahrung verbunden. Das Wurzelchakra wird mit der Farbe Rot assoziiert. Rot ist die Farbe des Blutes. Konkreter und menschlicher geht es nicht mehr.

Dieses Chakra gibt uns die Fähigkeit, uns im Leben zu verwurzeln. Es fordert uns auf, tief in die Erde zu gehen, wie die Wurzeln einer Pflanze, um Nahrung zu finden. Nahrung ist in diesem Fall ständige Erdung und Auseinandersetzung mit den physischen Aspekten des Selbst. So wie Sie in Ihrem Körper sind, erlebt Ihr Seelenselbst diese Welt.

Durch den Körper erfahren Sie die prickelnde Süße einer Orange, den kühlen Duft einer regennassen Tanne, die warme Sanftheit des schnurrenden Bauches einer Katze und die engelsgleiche Feuchtigkeit eines Babykusses. Ohne den Körper wäre Ihrem Seelenselbst der Genuss all dieser Dinge versagt geblieben.

In Ihrem Körper sind frühe Lebenserfahrungen gespeichert, auf die selbst Ihr Gehirn keinen unmittelbaren Zugriff hat. Ihr Körper ist übersinnlich. Er spürt tiefe Gefühle, ahnt andere Welten und erkennt das Unfassbare. So ist das Wurzelchakra, obwohl es dem Element Erde zugeordnet ist, eines unserer spirituellsten Chakras.

Noch eine Bemerkung zur Erdung: Bei unserer Arbeit und meinen Hinweisen geht es nicht ausschließlich um eine physische Erdung. Je wohler Sie sich mit dem fühlen, was das Wurzelchakra Ihnen zu vermitteln versucht, desto mehr wird es Sie emotional erden. Das Wichtigste, was Sie hoffentlich aus diesem Buch mitnehmen, ist, sich mit Ihrem physischen Selbst anzufreunden und zu verstehen, dass es für Sie als spiritueller Kompass funktioniert.

ÜBUNG
Körperreise

Ich möchte Ihnen eine Meditationsübung empfehlen, die Sie von Zeit zu Zeit machen können: die Körperreise (auch Body Scan genannt), eine Achtsamkeitsübung, die ihren Ursprung in der buddhistischen Tradition hat. Sie hilft Ihnen, Ihre Wahrnehmung zu schulen, die Kommunikation in Ihrem Körper zu verbessern und sich mit tief Ihrem Atem und Ihren Gefühlen zu verbinden.

Die Atmung ist Teil unseres autonomen Nervensystems und geschieht unwillkürlich, ohne dass wir darüber nachdenken müssen. Wenn wir jedoch hin und wieder mithilfe von Atemübungen bewusst atmen, können wir ein sicheres Gefühl für unseren physischen Raum und wie wir uns darin befinden entwickeln.[45]

- Setzen Sie sich in einen bequemen Stuhl. Die Wirbelsäule sollte gerade, aber nicht angespannt sein. Achten Sie ganz bewusst darauf, wo Ihr Körper den Stuhl berührt. Wie fühlen sich Hüften, Rücken und Arme an?
- Nehmen Sie bewusst wahr, dass und wie Sie auf dem Stuhl sitzen. Je gewahrer Sie Ihrer Anwesenheit sind, desto sicherer werden Sie sich fühlen.
- Richten Sie nun Ihre Aufmerksamkeit auf die Oberseite Ihres Schädels. Nehmen Sie einfach wahr. Seien Sie neugierig. Was fühlen Sie? Spüren Sie Spannung? Wärme? Kühle?

- Wandern Sie dann mit Ihrer Aufmerksamkeit nach unten zur Stirn, zu den Ohren, zum Kiefer. Was spüren Sie? Wie fühlen sich die Muskeln an? Atmen Sie bei Bedarf in diesen Körperbereich ein.
- Gehen Sie weiter zum Nacken, zum Hals und zu den Schultern. Bleiben Sie neugierig. Nehmen Sie die Empfindungen wahr, während Sie Ihr Gewahrsein in diesem Bereich Ihres Körpers verankern.
- Stellen Sie sich vor, wie Ihr Atem diese Körperregion füllt. Nehmen Sie dies bewusst zur Kenntnis.
- Spüren Sie dann in den Bereich der Schulterblätter, der Brust und der Arme hinein. Das ist der Bereich der Lunge. Wie fühlt sich die Atmung hier an? Wohin bewegt sich der Atem in Ihrer Lunge, bevor Sie ihn ausatmend wieder loslassen?
- Lenken Sie Ihre Aufmerksamkeit weiter nach unten auf den Bereich um das Zwerchfell herum. Wie sitzen Sie auf dem Stuhl? Wo gibt es Verspannungen? Seien Sie neugierig. Wenn Sie merken, dass Ihre Gedanken abschweifen, bringen Sie Ihre Aufmerksamkeit und Konzentration wieder zurück und lassen Sie die Gedanken los.
- Nehmen Sie jetzt bewusst die Hüften, den unteren Rücken und das Becken wahr. Dies ist ein Körperbereich, der viel Arbeit verrichtet. Welche Empfindungen tauchen auf? Seien Sie offen dafür. Atmen Sie einige Male ein und stellen Sie sich den Sauerstoff als Nahrung für die Muskeln vor.
- Wenden Sie Ihre Aufmerksamkeit nun Ihren Oberschenkeln und Knien zu. Spüren Sie Schmerzen oder Beschwerden? Registrieren Sie sie, ohne zu versuchen, etwas zu verändern. Welche Stellen sind angespannt, welche entspannt?

- Achten Sie nun auf Ihre Knöchel und Füße. Was bemerken Sie? Atmen Sie einfach.
- Während Sie Ihren Körper bewusst wahrnehmen, achten Sie auch auf aufkommende Überzeugungen oder Gedanken. Gibt es Aspekte Ihres Körpers, die Sie nicht mögen? Möchten Sie etwas verbessern? Nehmen Sie die Gedanken einfach zur Kenntnis und lassen Sie sie gehen. Bleiben Sie liebevoll und neugierig. Wenn wertende Gedanken auftauchen, betrachten Sie sie als etwas, das nicht von Ihnen kommt. Bleiben Sie bei sich. Benutzen Sie Formulierungen wie »Es gibt Urteile« oder »Es gibt Spannungen« oder »Es ist ruhig«.

Wer im Augenblick ganz präsent ist, wird zum bewussten Beobachter des eigenen Lebens. Wir sind so sehr darauf konditioniert, bei der kleinsten Unannehmlichkeit sofort zu handeln, dass wir gar nicht auf die Idee kommen, einfach achtsam zu bleiben. Verweilen Sie während der Körperreise so lange wie nötig in liebevoller Verbundenheit mit Ihrem Körper. Machen Sie die Körperreise täglich, wenn Sie möchten. Je bewusster Sie Ihren Körper wahrnehmen, desto sanfter werden Sie mit sich selbst umgehen.

Vagusnerv und Wurzelchakra

Die Fasern des Vagusnervs, die mit dem Wurzelchakra in Verbindung stehen, ziehen in den Bauchraum und den Bereich der Lendenwirbelsäule (Coccygealganglion). Diese Fasern versorgen den aufsteigenden Dickdarm, den Dünndarm, die Geschlechtsorgane und sogar den Blinddarm. Hormonell wirkt die Hypothalamus-Hypophysen-Gonaden-Achse (HHGA) auf diese Organe ein. Die HHGA reguliert die Produktion und Freisetzung von Sexualhormonen und beeinflusst auch das Immunsystem.[46]

Können Sie sich vorstellen, wie Ihr Körper mit der Zeit reagiert, wenn Sie sich ständig in einem Zustand der Angst befinden? Bei jeder wahrgenommenen Bedrohung reagiert der Darm, was langfristig zu Magen-Darm-Erkrankungen führen kann. Auch Störungen des Menstruationszyklus und Erektionsstörungen gehören zu den möglichen Langzeitfolgen von Stress. Das Wurzelchakra kann Empfindungen von Intensität, Schmerz und sexueller Über- oder Unterfunktion hervorrufen, wenn der Körper in höchster Alarmbereitschaft ist.

Wie bereits erwähnt, reagieren unsere Organe auf der Grundlage von Erinnerungen an Sicherheit – oder deren Fehlen –, da sie mit dem Vagusnerv verbunden sind.[47] Infolgedessen können die Organe viszerale Reaktionen auslösen, die sich in unangenehmen emotionalen Gefühlstönen äußern. So kontraintuitiv dies auch klingen mag, ist es doch eine wunderbare Gelegenheit für Sie, die Erfahrung anzunehmen und offen zu sein für die Botschaften, die Ihnen Ihr Körper in seiner Not sendet. Körperliches Unwohlsein kann, auch wenn keine Gefahr besteht, ein wichtiger Hinweis auf Dinge sein, die wir aus unserer Vergangenheit heilen müssen.

Diese Prozesse tragen dazu bei, uns am Leben zu erhalten. Warum sollte sich das Ganze also nicht auch in den feinstofflichen Energien des Wurzelchakras zeigen? Die Seele ist zum Tanzen da. Sie fühlt und erlebt, was der Körper ihr mitteilt. Neigen Sie zu Darmproblemen, wenn Sie sich um Geld sorgen? Leiden Sie unter Rückenschmerzen, wenn Ihr Job stressig wird? Indem Sie sich besser auf das Wurzelchakra einstimmen, werden Sie besser in der Lage sein, die seelischen Botschaften dieses Energiezentrums zu erkennen.

Wenn wir uns sicher und ruhig fühlen, verbinden sich die Organe auch mit ventral-vagalen Fasern und erzeugen einen neutralen oder angenehmen Gefühlston.[48] Wenn wir entspannt sind, tun die Organe im Bereich des Wurzelchakras, also im Becken-, Hüft- und unteren Rückenbereich, ihre Arbeit, ohne dass wir es bemerken (neutraler Gefühlston).

Lernen Sie das Wurzelchakra kennen und verbinden Sie sich mit ihm. Dann werden Sie sich auch des Vagusnervs in diesem Körperbereich bewusst. Das Gefühl, mit den Beinen und Füßen geerdet zu sein, ist ein wichtiger Ausgangspunkt. Diese feinstofflichen und physischen Energien stehen in Wechselwirkung zueinander.

Chandelars Geschichte: Sich von seinen Gefühlen zu lösen bedeutet, sich vom Körper zu lösen

Chandelar kam zu mir, weil er zunehmend Schwierigkeiten hatte, sich bei der Arbeit zu konzentrieren. Er sagte, dass er gerne »Dinge im Kopf ausarbeite«, aber dass es ihm in letzter Zeit immer schwerer falle, Lösungen zu finden.

Wir gingen seine Familiengeschichte durch. Chandelar berichtete von keinen Kindheitstraumata und beschrieb sein gutes Verhältnis zu seinen Eltern. Er war das jüngste von drei Kindern und der einzige Junge. Als Erwachsene blieben die beiden Schwestern in der Kleinstadt wohnen, in der sich das Elternhaus befand. Chandelar aber hatte eine Stelle als Mathematikprofessor in einem anderen Bundesstaat angenommen und lebte nun weit weg von zuhause. Seine Eltern besuchte er nur noch gelegentlich. Nebenbei erwähnte Chandelar auch, dass sein Übergewicht (er wog etwa 50 Kilo zu viel) wohl genetisch bedingt sei, da er außer den Hauptmahlzeiten eigentlich nichts aß, also zum Beispiel keine Süßigkeiten zwischendurch.

Als sich unsere Arbeit vertiefte und Chandelar mir weitere Einblicke in seinen Lebensstil gewährte, stellte sich heraus, dass er in geselliger Runde gerne einen über den Durst trank und/oder stark kiffte. Manchmal übertrieb er es so sehr, dass er das Bewusstsein verlor und irgendwann auf einem fremden Sofa wieder aufwachte. Erstaunlicherweise konsumierte er Alkohol und Hasch nur, wenn er mit Freunden unterwegs war. Offensichtlich benutzte er diese Betäubungstaktiken, um seine sozialen Nerven zu beruhigen, und hatte kein Gespür für seine Grenzen.

Sein Übergewicht machte er in jeder Sitzung selbst zum Thema, ohne dass ich ihn dazu aufforderte. Manchmal sagte er, dass er sich mit dem Gewicht nicht wohlfühle, an anderen Tagen meinte er, er könne gut damit leben. Er war seit zwei Jahren mit derselben Frau zusammen, wollte sich aber trotzdem nicht fest binden, was für die Frau schwierig war. Er sagte, er würde sich schnell eingeengt fühlen. Chandelar erzählte, dass er viel Zeit mit Lesen oder Fernsehen verbrachte. Wenn wir über jemanden sprachen, der ihm nahestand, wechselte er schnell wieder das Thema.

Es war ein langsamer Prozess, Chandelar dabei zu helfen, sich mit seiner Gefühlswelt zu verbinden, indem er die Gefühle in seinem Körper erkannte. Es dauerte Monate mit wöchentlichen Sitzungen und er musste lernen, mir und dem Prozess zu vertrauen. Wir begannen damit, Zusammenhänge zwischen seinen Erfahrungen, die er mit anderen Menschen gemacht hatte, und seinem Verhalten herzustellen. Er realisierte, dass er nach Telefongesprächen mit seinen Eltern stundenlang fernsah, und dass er nach der Arbeit, wenn er sonst nichts zu tun hatte, immer noch die Art von Science-Fiction-Romanen las, die er schon als Kind verschlungen hatte. Ihm wurde auch bewusst, dass er, wenn er am PC arbeitete, oft in sozialen Netzwerken gefangen war, was sich negativ auf seine Arbeit auswirkte. Eines Tages brachte er zu einer Sitzung sein Notizbuch mit, in dem er seine Nahrungsaufnahme aufzeichnete.

»Ich dachte, das hier würde Sie interessieren«, sagte er und reichte mir das Notizbuch. »Ich führe ja gerne Listen. Hier steht alles drin, was ich im letzten Monat gegessen habe.«

Ich warf einen Blick in das Heft. Ich bin keine Ernährungsberaterin und kontrolliere daher nicht, was meine Patienten essen, auch wenn wir direkt an einer Essstörung arbeiten. Meine Arbeit besteht nicht darin, Verhaltensweisen zu beeinflussen. Vielmehr unterstütze ich die Hilfesuchenden dabei, schädliches Verhalten zu erkennen und die Gründe dafür herauszufinden. Dann zeige ich ihnen Wege auf, wie sie sich von Dynamiken befreien können, die ihnen nicht mehr guttun.

Chandelar kommentierte: »Ich habe nicht geschwindelt, ich esse wirklich nicht zwischen den Hauptmahlzeiten, aber sehen Sie sich an, was ich bei einer Mahlzeit so verdrücke.«

»Ja«, antwortete ich und gab ihm das Heft zurück. »Das ist eine Menge zu essen.«

»Damit betäube ich mich auch, oder?« Er begann, den Unterschied zwischen Dissoziation von wahrgenommenen Bedrohungen und Selbstfürsorge oder »Auszeit« zu lernen.

Ich nickte. »Es ist gut, dass Sie das jetzt verstehen.« Ich lächelte und beugte mich vor. »Wollen Sie noch tiefer gehen?«

Er lachte. »Sie werden mir doch nicht meine Eisbecher zum Nachtisch verbieten, oder?«

»Versprochen«, sagte ich. »Der erste Schritt der Analyse ist getan. Sie sehen das ›Was‹. Jetzt kommen wir zum ›Warum‹, damit wir das ›Wo‹ und das ›Wie‹ herausfinden können.«

»Warum, wo und wie?«, fragte er.

»Warum Sie sich betäuben, wo Sie es in Ihrem Körper spüren und wie Sie es neugierig betrachten können.«

Von diesem Moment an leuchtete etwas in Chandelar auf. Er war bereit zu verstehen, warum er sich so oft betäuben und abkoppeln wollte, jetzt, da er wusste, dass er es tat.

Wir kamen auf seine Familiendynamik zurück. Chandelars größte Sorge war, seinen Eltern gegenüber illoyal zu sein, indem er irgendwelche unangenehmen Dinge über sie ausplauderte. Nachdem er jedoch verstanden hatte, dass familiäre Muster die Art und Weise prägen, wie wir uns in der Welt zurechtfinden, war er bereit, mit mir einen ehrlichen Blick zurück in seine Kindheit zu werfen. Schon beim Erzählen wurde ihm zum ersten Mal wirklich bewusst, dass seine Eltern und Schwestern sich oft »betäubt« hatten, wenn sie sich überfordert fühlten.

»Es war wie ein abendliches Familienritual«, sagte er. »Ein sehr üppiges Mahl, dann versammelte sich die Familie vor dem Fernseher, bis Papa einschlief. Ich bin nach dem Essen allerdings meistens auf mein Zimmer gegangen und habe gelesen.« Chandelar schüttelte den Kopf. »Ich fühlte mich schuldig, weil ich diese Abende hasste. Ich fand sie unerträglich.«

Chandelar begann, die subtile Botschaft seiner Familie aufzunehmen, dass die Welt außerhalb des Hauses unheimlich sei und nur die eigenen vier Wände Sicherheit böten. Im Haus hatte Chandelar jedoch nur wenig Platz für sich selbst, und ihm wurden kaum eigene Interessen zugestanden. Außerhalb der Familie, so sagten sie ihm, würde es ihm nie so gut gehen wie bei ihnen. Das Beharren seiner Familie darauf, »so zu sein wie sie«, zwang Chandelar, seine Wünsche und Bedürfnisse zurückzustellen, um die Beziehung zu den Menschen, die er liebte, nicht zu gefährden.

Die Professur an einer Universität weit weg von seiner Heimatstadt bot ihm einen willkommenen Ausweg. Seine Überzeugungen und Bewältigungsstrategien nahm er jedoch mit in die neue Heimat. Immer wenn er die Gesellschaft anderer Menschen suchte, signalisierte ihm sein Nervensystem, dass er sich nicht sicher fühlte, und er sah keinen anderen Ausweg, als sich mit Haschisch und Alkohol abzuschotten. Wenn er allein war, wusste er nicht so recht, was er wollte oder brauchte, und flüchtete sich in die Lieblingsliteratur seiner Kindheit. Er betäubte seine Ängste, bis er körperlich und emotional nichts mehr spürte. Dies führte zu Depressionen und zu einer weiteren Trennung von seiner inneren Welt. Chandelar war sich sicher, dass Angst ein echtes Gefühl ist und keine physiologische Reaktion, die durch seine Gedanken ausgelöst wird. Nachdem er durch die Therapie verstanden hatte, dass auch die von ihm so empfundenen schwierigen Gefühle – Traurigkeit, Wut, Angst – eine wichtige Funktion hatten, schuf er Raum für sie. Es gelang ihm nun, sich weniger in Verhaltensweisen zu verstricken, mit denen er sich selbst abschottete, weil er lernte, seiner inneren Führung zu vertrauen.

Nachdem sich Chandelar mit seinem Körper angefreundet hatte, konnte ich ihm helfen herauszufinden, wo die Angstbotschaften aus der Kindheit gespeichert waren. Ich wandte bei ihm die sogenannte Systemische Therapie mit der inneren Familie (IFS) an, die einem Patienten helfen kann, Aspekte seines kindlichen Selbst zu erkennen, die möglicherweise alte Glaubenssysteme und Bewältigungsstrategien beinhalten.[49]

Sein Unbehagen manifestierte sich immer tief im Unterbauch in der Nähe des Wurzelchakras. Er interpretierte dies fälschlicherweise als Hungergefühl, was der Grund für seine üppigen Mahlzeiten war. Als er lernte, sein körperliches Unwohlsein zu akzeptieren, ohne zu versuchen, ihm zu entkommen, konnte er auf das hören, was sein Körper ihm sagte.

»Es fühlt sich an, als hätte ich eine Magenverstimmung, aber das ist immer so.« Er legte eine Hand auf seinen Unterleib. »Ich bin nicht krank.«

»Können Sie tiefer einatmen? Seien Sie sensibel und neugierig.«

Nach einer Weile sagte Chandelar: »Ich erinnere mich plötzlich daran, wie mein Vater nach Hause kam, nachdem er, wie so oft, seinen Job verloren hatte. Ich muss damals etwa sechs Jahre alt gewesen sein. Er rief uns alle ins Wohnzimmer und sagte, sein Chef sei ein Idiot und es sei nicht seine Schuld, dass er gefeuert worden sei. Er sagte, wir müssten zusammenhalten und uns ein bisschen einschränken. Und wir sollten niemandem außerhalb der Familie trauen.« Chandelar öffnete die Augen und schaute mich mit einer Grimasse an. »Mein Vater wurde im Laufe der Jahre immer wieder gefeuert, und immer war es irgendein ›dummer‹ Chef.«

»Wie haben Sie das als Sechsjähriger erlebt?«

Wieder schloss er die Augen und atmete tief durch. »Ich hatte Angst, fühlte mich hilflos und verunsichert.« Er hielt inne. »Aber ich war auch wütend. Warum mussten wir das wissen? Was hätte ich tun sollen? Ich war doch noch ein Kind. Ich war überfordert und habe mich dann einfach in einen langen Schlaf geflüchtet.«

»Was empfinden Sie für dieses Kind?«

»Ich mache mir Sorgen um es.« Chandelar legte sich eine Hand auf den Bauch.

»Weiß dieses jüngere Ich, dass es jetzt in einem erwachsenen Körper steckt?«

Chandelar hielt die Augen geschlossen und schwieg eine Weile. »Jetzt weiß es Bescheid. Es sieht mich.«

»Was empfindet dieser Junge, wenn er Sie sieht?«

»Erleichterung.«

»Können Sie ihn fragen, was er von Ihnen braucht?«, sagte ich.

»Eine Umarmung.« Er hielt die Augen geschlossen. »Er will einfach nur mit seinem Skateboard fahren und sich keine Sorgen um Dad machen oder darum, ob wir in nächster Zeit genug zu essen haben werden.«

»Will er, dass Sie mit ihm skaten?«

»Ja.« Chandelar schwieg lange, aber er war tief damit verbunden, was in seinem Inneren vorging. »Ich sage ihm, dass ich mich jetzt um die Rechnungen kümmere. Er braucht sich keine Sorgen zu machen. Und wir haben ganz bestimmt genug zu essen! Das macht ihn glücklich.« Er öffnete die Augen. »Jetzt ist er einfach auf das Brett gesprungen und losgefahren. Es geht ihm gut.«

»Richten Sie Ihre Wahrnehmung auf das Wurzelchakra, von dem wir vorhin gesprochen haben«, sagte ich. »Was bemerken Sie?«

»Das Unwohlsein ist weg«, sagte er. »Dieser Bereich meines Körpers fühlt sich so angenehm an wie kaum je zuvor.«

Nach dieser Erfahrung leitete ich Chandelar zu einer Atemübung an, die ihn mit seinem Unterleib und seinem Wurzelchakra verband. Je mehr er diesem Teil seines Körpers und seinen Botschaften vertraut, desto besser wird er in der Lage sein, seine Sicherheitsbedürfnisse zu befriedigen.

Die eigenen Wurzeln vertiefen

Ich habe die sieben Hauptchakras erwähnt, aber es gibt noch zwei weitere Energiezentren, die so eng mit dem Wurzelchakra verbunden sind, dass wir sie kennenlernen müssen.

Füße

Das erste ist das Chakrapaar in Ihren Füßen. Sich dieser Energie bewusst zu sein und sie zu nutzen, wird Ihnen helfen. Es braucht einfach Gewahrsein.

Ihre Füße sind wahrscheinlich der am meisten beanspruchte und doch am meisten vernachlässigte Teil Ihres Körpers. Denken Sie einmal darüber nach, was Ihre Füße leisten müssen. Wir vernachlässigen ihre Pflege und gehen davon aus, dass diese kleinen Knochen, Sehnen und Muskeln uns immerfort dorthin tragen werden, wo wir hinwollen.

Wenn wir unseren Körper durch Bewegungsmangel und eine sitzende Lebensweise vernachlässigen, kann sich ein Inaktivitätsödem (»Wasser in den Beinen«) entwickeln. Dies kann zu einem Teufelskreis aus noch weniger Bewegung (weil das Ödem das Gehen erschwert) und noch schlimmeren Beschwerden führen.

Indem Sie draußen spazieren gehen oder meditieren, öffnen Sie Ihre Energiezentren in den Füßen. Sie ziehen Erdenergie an – die beste Art von erdender Energie, die es gibt. Es ist wichtig, diesem Teil des Körpers Aufmerksamkeit zu schenken. Das Wissen um die beiden Chakras in den Füßen wird Ihnen helfen, ein besseres Gleichgewichtsgefühl zu entwickeln.

Hara

Das zweite Energiefeld, das ich erwähnen möchte, ist das Hara. Es wird auch als »energetische Mitte des Menschen«[50] bezeichnet und liegt oberhalb des Wurzelchakras und direkt unter dem Sakralchakra. Wenn Sie den Bauch entspannen, spüren Sie vielleicht eine »zusätzliche« Energiequelle in diesem Bereich. Je mehr ich persönlich meine Aufmerksamkeit auf mein Hara richte, desto körperlich ausgeglichener und geerdeter fühle ich mich.

Das Hara scheint die Eigenschaften des Wurzelchakras und des Sakralchakras in sich zu vereinen. Die Energie der emotionalen Sicherheit ist in diesem Bereich stark zu spüren. Diese Energie ist der Wille zu leben, zu gedeihen, zu schützen, zu verteidigen und sich zu verbinden.

Hara ist japanisch und bedeutet wörtlich »Bauch, Unterleib«. Der Begriff stammt aus der traditionellen japanischen Medizin, aber Hara ist auch für uns westliche Menschen wichtig. Ich habe erlebt, wie sich das Hara bei Patienten manifestiert, die sich von frühen Kindheitstraumata heilen wollen und im Laufe der Therapie immer besser in Kontakt mit ihrem Körper kommen. Ich nenne es »das Chakra des spirituellen Kriegers«. Es strebt gleichzeitig nach Kraft und Sanftheit.

Wie alle Chakras kann auch dieses durch achtsame Aufmerksamkeit in der Meditation, im Yoga oder durch gezielte Bewegung, wie zum Beispiel Laufen, angesprochen werden. Ich persönlich merke beispielsweise, dass sich mein Hara synchronisiert anfühlt, wenn ich mich zügig und möglichst beidseitig bewege, wie beim Wandern oder Radfahren. Solche Bewegungen helfen mir, mich energetisch mehr mit dem unteren Teil meines Körpers verbunden zu fühlen. Wenn Sie körperlich nicht so aktiv sind, reichen schon leichte Kniebeugen oder Stehhaltungen beim Yoga, um diesen Bereich zu aktivieren. Wie immer gilt: vorsichtig und achtsam sein.

ÜBUNG
Erden Sie sich

Dies ist eine einfache Übung, die ich mit Chandelar gemacht habe, um ihm zu helfen, das Konzept der Erdung und des Gefühls der Verbundenheit mit seinem Körper zu verstehen. Alles, was man dazu braucht, ist eine Absicht und einen sicheren, grasbewachsenen Ort, an dem man barfuß gehen kann.

- Ziehen Sie die Schuhe aus und betrachten Sie Ihre Füße. Sie können dabei stehen oder sitzen. Sagen Sie Hallo zu Ihren Fußsohlen, Zehen und Knöcheln. Wackeln Sie mit den Zehen und spreizen Sie sie so weit wie möglich.
- Wie fühlt es sich an, wenn Sie Ihre Zehen bewegen? Haben Sie sich Ihre Füße schon einmal genau angesehen?
- Lassen Sie die Fersen auf dem Boden und heben Sie die Fußballen an, um die volle Streckung zu erreichen. Bleiben Sie so lange wie möglich in dieser Position, ohne sich zu sehr anzustrengen. Achten Sie darauf, wo Sie Verspannungen spüren. Wie fühlen sich die Fußgelenke an? Welche Muskeln nutzen Sie zum Dehnen? Bleiben Sie eine Weile bei diesem Gefühl.
- Spreizen Sie nun Ihre Zehen so weit wie möglich, während Sie sie gleichzeitig zur Decke richten. Was spüren Sie? Wenn Sie müde werden, setzen Sie die Fußballen wieder auf den Boden.
- Drücken Sie nun die Fußballen auf den Boden und heben Sie die Fersen an. Spreizen Sie die Zehen weiter. Spüren Sie den Energieaustausch in den Beinen. Achten Sie darauf, welche verschiedenen Muskeln arbeiten. Welche werden passiv gedehnt und welche sind selbst aktiv?

Sind Ihre Füße und Beine aufgewacht? Werden sie besser durchblutet? Ihre Füße sind eine wertvolle Stütze, die Ihnen hilft, sich in der Welt zurechtzufinden. Danken Sie ihnen für all die harte Arbeit, die sie leisten.

ÜBUNG
Anregung zum Schreiben: Ihre wertvolle Stütze

Während Sie die Füße bewegen, richten Sie Ihre Aufmerksamkeit auf Beine und Hüften. Erlauben Sie dem neuen Erwachen in den Beinen und Füßen, sich bis zum Becken auszudehnen. Achten Sie auf alle Farben und Strukturen in diesem Bereich Ihres Körpers. Zeichnen Sie diese Strukturen und Farben so, wie Sie sie wahrnehmen.

Notieren Sie, was Sie fühlen. Gibt es subtile Veränderungen in der Art und Weise, wie Sie sich jetzt mit Ihrem Körper verbinden? Gibt es Widerstand? Was ist Ihre Erfahrung? Fühlt sich Ihr Unterkörper anders an und, wenn ja, inwiefern?

Einstimmung: Die höchste Ausdrucksform des Wurzelchakras

Einstimmung ist die Absicht, Ihr System ins Gleichgewicht zu bringen und sich um Ihre Bedürfnisse zu kümmern. Sie erfordert, dass Sie im gegenwärtigen Moment präsent sind, um diese Bedürfnisse zu definieren. Wenn Sie sich auf Ihren Körper einstimmen, fällt es Ihnen leichter, ein Gefühl für sich selbst und Ihren Platz in der Welt zu entwickeln. Ihr Körper wird zu Ihrem Zuhause und zu einem Zufluchtsort. Ganz gleich, ob Sie dies durch eine »Polyvagal-« oder eine »Chakra-Brille« betrachten, die Präsenz hilft Ihnen, Ihre physiologischen Reaktionen zu kontrollieren.

Hören Sie auf Ihren Körper und respektieren Sie, was er Ihnen sagt. Betrachten Sie ihn als Ihren Kompass. Der Energiefluss innerhalb und außerhalb des Körpers wird Sie leiten, wenn Sie lernen, auf ihn zu hören. Sie werden intuitiver handeln. Wenn Sie sich dabei ertappen, dass Sie einen harschen Dialog über sich selbst oder über andere führen, und Sie beschließen, diesen Dialog umzulenken, können Sie Ihr authentisches Selbst deutlicher hören. Ihr Körper spricht die Wahrheit. Er ist Ihr Kommunikationszentrum.

Zur Einstimmung gehört auch, zu wissen, wann das eigene Nervensystem und die Chakras in Einklang mit der gegenwärtigen Realität stehen. Liebenswürdig zu sein und freundlich zu reagieren, ist der Weg, unseren Körper zu ehren. Selbstfürsorge ist in keiner Weise egoistisch.

Niemand wird besser für Sie sorgen, als Sie für sich selbst sorgen sollten. Niemand wird Sie mehr lieben, als Sie sich selbst lieben sollten. Sie ziehen eine ähnliche Frequenz an, die Ihrer eigenen Schwingung entspricht. Menschen können Sie nur auf derselben Frequenz lieben, auf der Sie fähig sind, sich selbst zu lieben.

Heilung geschieht mit der Zeit. Pflege und Wachstum stellen ein lebenslanges Bewusstsein dar. Die Absicht zu heilen muss entwickelt werden, und das erfordert Vertrauen in das, was Sie in diesem Moment sind. Verstehen Sie, dass mit jeder Stufe des Wachstums eine neue hinzukommt.

Es fließt eine unglaubliche Energie durch Sie hindurch, wenn Sie die Dinge »richtig« machen. Richtig ist nicht, was andere denken, was Sie tun sollten. Richtig ist, was Sie tun müssen, und der einzige Weg, das »Richtige« zu tun, besteht darin, sich auf Ihre eigenen Bedürfnisse zu konzentrieren.

Kontrolle: Die niedrigste Ausdrucksform des Wurzelchakras

Menschen, die in der Erzählung von »nicht genug« gefangen sind, wollen ihre Umgebung so gut wie möglich kontrollieren. Wenn Sie das Bedürfnis haben, die Dinge so zu regeln, wie sie Ihrer Meinung nach sein sollten, zieht sich Ihr Körper zusammen und aktiviert übermäßig Ihr sympathisches Nervensystem. Durch die Kampf-oder-Flucht-Reaktion spannen sich die Muskeln an, der Blutdruck schießt in die Höhe und das Wurzelchakra wird gehemmt. Sie sind nicht ganz bei sich, weil Sie alles um sich herum kontrollieren wollen.

Ihre Perspektive und Ihre Annahmen prägen Ihre Realität. »Nicht genug« führt zu einer Haltung der Kontrolle.[51] Die Einstellung, zu wenig zu haben, führt zu Spannungen mit anderen, weil man sie als Konkurrenten um Ressourcen betrachtet. Der Versuch, Dinge zu kontrollieren, die man nicht wirklich kontrollieren kann, ist der falsch verstandene Glaube, dass man sich von außen nach innen beruhigen kann.

Dieser Tanz geschieht in dem irrtümlichen Versuch, Schmerz zu vermeiden. Allein die Vorstellung von Schmerz bildet viele dicke Schutzschichten, einschließlich der Weigerung zu glauben, dass man Angst vor Schmerz empfindet. Ironischerweise erzeugt die Verleugnung von Angst viel mehr Schmerz, als sie zu vermeiden versucht. Sie lässt zu, dass toxische Beziehungen fortbestehen, dass gefährliches Verhalten eskaliert, dass man sich selbst und andere durch passiv-aggressive Handlungen und Worte verletzt.

Wie eine fortlaufende Wasserwelle hat der Versuch der Verleugnung negative Folgen, die Menschen und Familien über Jahre und Generationen hinweg betreffen.[52] Wenn dies in Regierungen und Unternehmen geschieht, gefährdet es Leben und sogar den Planeten. Angst ist kurzfristig, aber das Ergebnis ist langfristig. Der einzige Weg, die Welt in den Griff zu bekommen, führt von innen nach außen. Wenn Sie Ihrer inneren Welt vertrauen, können Sie sich auf sich selbst konzentrieren und andere ihren eigenen Weg gehen lassen.

ÜBUNG

Anregung zum Schreiben: Was Sie kontrollieren können und was nicht

Diese Übung sollten Sie regelmäßig durchführen. Sie ist besonders hilfreich, wenn Sie das Gefühl haben, dass alles chaotisch ist, oder wenn Sie eine wichtige Entscheidung treffen müssen, die Ihnen schwerfällt. Sie können diese Übung auch machen, wenn Sie Ihre grundlegende Einstellung zum Leben überprüfen möchten. Was können Sie kontrollieren - und worauf haben Sie keinen Einfluss?

- Ziehen Sie in der Mitte Ihrer Notizbuchseite eine senkrechte Linie. Schreiben Sie als Überschrift auf die linke Seite der Linie »KANN ICH KONTROLLIEREN« und rechts »KANN ICH NICHT KONTROLLIEREN«.
- Denken Sie nun an eine Situation in Ihrem Leben, die Sie belastet. Schreiben Sie alles, was Sie kontrollieren können in die KANN-Spalte links, und in die KANN ICH NICHT-Spalte alle Dinge, die sich Ihrer Kontrolle entziehen. Schreiben Sie alles auf, was Ihnen zu beiden Spalten einfällt, ohne sich ein Zeitlimit zu setzen.

Was steht nun in den beiden Spalten?

Machen Sie sich bewusst, dass Sie alles, was in der Spalte KANN ICH NICHT steht, loslassen können, weil Sie es nie in der Hand hatten. Die Dinge in der KANN-Spalte sollten Sie realistisch angehen.

Die KANN ICH NICHT-Spalte kann nun Raum in Ihr Gewahrsein bringen und verschafft Ihnen mehr Luft zum Atmen. Lassen Sie los, was in der Spalte steht. Andere sollen sich darum kümmern. Nehmen Sie wahr, wie sich Ihr Körper anfühlt, wenn Sie verstehen, dass Sie diese Dinge auf einer universellen, emotionalen Ebene nie unter Kontrolle hatten. Lassen Sie sie los und zu ihren wahren Besitzern fliegen. Kümmern Sie sich nicht darum, wem sie gehören. Sie werden ihren Weg finden.

Genießen Sie die Freiheit und den emotionalen Raum, den Sie jetzt in Ihrem Körper erleben können. Atmen Sie einfach weiter und lassen Sie los, indem Sie eine der Übungen durchführen, die Sie bereits aus den vorherigen Kapiteln dieses Buches kennen. Atmen Sie.

Körperblockaden erkennen

Wie Sie mit Ihrem Körper umgehen, so gehen Sie auch mit Ihrer Welt um. Wie fühlen Sie sich mit Ihrem Körper? Wie fühlen Sie sich mit Ihrem Platz in Ihrer Welt?

Sich seines emotionalen Zustandes körperlich bewusst zu sein, geht mit Spannungen einher. Die Arbeit besteht darin, dies zu erkennen und zu akzeptieren, dass Spannungen ein Teil des Lebens sind. Die Ungewissheit über eine Wirkung, wie groß oder klein sie auch sein mag, ist ein Beispiel für eine solche Spannung. Sogar in der Meditation gibt es Spannungen. Den Körper aufrecht zu halten, um sich zentriert und verbunden zu fühlen, ist eine eigene Form von Spannung.

Manchmal wird man – auch von wohlmeinenden Menschen – mit der Botschaft konfrontiert, dass man nur in einem Zustand der Ruhe und des Glücks vollkommen sei und nur dann ein gutes Leben führe, wenn man diesen Zustand aufrechterhalten könne. Wie aber kann man einer solchen Erwartung an sich selbst gerecht werden? Der Glaube an »einfach nur glücklich« würde voraussetzen, dass man alle anderen Botschaften blockiert und die meisten Informationen, die vom zentralen Nervensystem oder der feinstofflichen Energie kommen, abschaltet. Manche Menschen tun dies tatsächlich und entscheiden sich dafür, sich von ihrem Körper abzuspalten. Dies kann zum Beispiel auf folgende Weise geschehen:

- Drogen- und Alkoholmissbrauch,
- Essen im Übermaß oder Hungern,
- Sexsucht, Pornokonsum oder häufiger Partnerwechsel,
- übermäßiger Gebrauch von elektronischen Geräten,
- »Geschäftigkeit« wie zu viel arbeiten, ständig in sozialen Netzwerken unterwegs sein, Mitglied in zu vielen Vereinen sein, nervöses Reden, ständige Suche nach Kontakt zu anderen aus Angst vor Einsamkeit, zu viele Aufgaben übernehmen, Putzzwang,
- übertriebene Konzentration auf andere, indem man sich ständig um sie sorgt oder versucht, sie zu kontrollieren,
- direkte Selbstverletzung durch Schneiden oder Kratzen der Haut, Ausreißen der Haare, exzessives Sporttreiben oder Sportverletzungen,
- indirekte Selbstverletzung, indem man jemand anderen erlaubt, dass er einem Verletzungen zufügt,
- negative Äußerungen über sich selbst oder andere,
- Spiritual Bypassing: spirituelle Umgehung durch exzessives Meditieren oder andere spirituelle Praktiken,
- generell alles, was im Übermaß geschieht (Schlaf, Sport, Essen, und so weiter),
- Wutanfälle, um damit von emotionaler Verletzlichkeit abzulenken.

Auch wenn Sie sich nicht auf riskante oder gefährliche Verhaltensweisen einlassen, um eine als unerwünscht empfundene Emotion zu vermeiden, sind Ablenkungen von unangenehmen Gefühlen dennoch verlockend. Zu wissen, was Sie sind und wann Sie sich ablenken, ist der Schlüssel. Auf diese Weise können Sie verstehen, was in Ihnen vorgeht, und liebevolle Wege finden, sich zu erden und für sich selbst zu sorgen.

Keiner von uns kann ein erfülltes, ausgeglichenes, erfolgreiches, liebevolles und gesundes Leben führen, wenn er körperlich abgekoppelt ist. Der Körper ist das Herzstück unseres seelischen und geistigen Wohlbefindens. Freundschaft mit dem Körper zu schließen und vernünftig und liebevoll mit ihm umzugehen, ist eine lebenslange Aufgabe. Wenn Ihnen Ihr ganzes Leben lang gesagt wurde, dass Ihr Körper nicht wertvoll oder gut genug sei, ist es jetzt an der Zeit, diese Überzeugung hinter sich zu lassen. Denken Sie daran, dass Sie ausschließlich durch Ihren Körper die Verbindung zu Ihrer Seele erfahren.

In so vielen Kulturen und Religionen wird der Körper als ein Hindernis betrachtet, das es zu überwinden gilt. Der Körper ist schambehaftet, muss isoliert und angepasst werden. Haben auch Sie vielleicht Ihren Körper jahrzehntelang abgelehnt und misshandelt? Haben Sie ihn ausgehungert, nur um akzeptiert und geliebt zu werden?

Die wahre Heilung solcher Botschaften ist ein Prozess der Selbstentfaltung und beginnt mit der Absicht, sich selbst besser kennenzulernen. Heilen Sie die Wunden der Vergangenheit in der sicheren Umgebung der Praxis eines anerkannten Therapeuten. Nutzen Sie die sanften Bewegungen von Yoga, Tai-Chi oder Qigong oder gehen Sie einfach spazieren. Sie werden bald merken, dass in Ihrem Körper kein Monster steckt, sondern höchstens ein schreiendes, verängstigtes Kind, das einfach nur geliebt werden will.

ÜBUNG

Achtsames Gewahrsein Ihres Wurzelchakras

Setzen Sie sich in den heiligen Raum, den Sie sich geschaffen haben, und suchen Sie sich einen bequemen Platz zum Sitzen. Wenn Sie eine Duftkerze anzünden oder ätherische Öle verwenden möchten, tun Sie das. Die Düfte aktivieren Ihre Geruchsnerven und stimulieren die ventrale Vagusaktivität. Erinnern Sie sich daran, dass Sie sich an einem angenehmen, ruhigen Ort befinden.

- Nehmen Sie wahr, wie Sie sich in Ihrer Sitzposition fühlen. Machen Sie sich den Druck auf Ihre Hüfte, Ihren unteren Rücken, Ihre Beine und andere Bereiche, die mit Ihrem Sitz in Berührung kommen, bewusst. Lassen Sie den Blick schweifen oder schließen Sie die Augen. Atmen Sie einige Male tief in den Unterbauch ein.
- Lassen Sie beim Ausatmen den Atem langsam los, da dies die ventrale Vagusaktivität aktiviert.
- Dann richten Sie Ihre Aufmerksamkeit weiter nach unten auf den Beckenbereich. Was bemerken Sie?
- Seien Sie neugierig auf die entstehende Energie; Sie wissen, dass es sich um eine feinstoffliche Erweiterung Ihres Vagus-Nervensystems handelt.
- Erlauben Sie sich, sowohl Ihren Atem als auch das Gefühl in Ihrem Becken wahrzunehmen. Die Empfindung des Wurzelchakras sollte jetzt auftauchen. Was bemerken Sie?

Ergänzung zu dieser Übung

Wenn es Ihnen schwerfällt, sich nach innen zu wenden, seien Sie nachsichtig mit sich selbst. Vielleicht haben Sie in Ihrer Kindheit Erfahrungen gemacht, bei denen Sie gezwungen waren, still zu sein, wenn Sie weglaufen oder kämpfen wollten, und das Stillhalten erinnert Sie jetzt an diese Erfahrung. Denken Sie daran: Sie sind sicher.

Ich ermutige Sie nachdrücklich, umherzugehen oder sich zu strecken, wenn das Stillsitzen zu viel Angst auslöst. Wenden Sie dann die gleiche achtsame Einstellung auf Ihre Bewegung an und nehmen Sie einfach die Energie um Ihr Becken herum wahr. Wenn Angst aufkommt, schauen Sie sich um und erinnern Sie sich daran, dass Sie in Sicherheit sind. Spüren Sie den Boden unter sich, verbinden

Sie Ihre Füße mit ihm. Wie fühlt er sich an? Verbinden Sie sich auch mit dem, was Sie gerade fühlen, und nehmen Sie die Empfindungen in Ihrem Körper wahr. Nicht vergessen: Sie sind in sicheren Händen.

Gefühlstöne

Bei Gefühlstönen, wie sie in diesem Buch bereits kurz erwähnt wurden, handelt es sich um eine affektive Färbung von Erfahrungen. Es ist wichtig, sich der Gefühlstöne bewusst zu sein, da sie sehr schnell entstehen, vorübergehend sind und einen tiefgreifenden Einfluss auf unser Verhalten haben. Im Prinzip wird jede Erfahrung von einer emotionalen Färbung begleitet, meist unbemerkt.

Wenn wir die Gefühlstöne durch die Brille dessen betrachten, was wir bereits zum Thema Vagusnerv und Chakras besprochen haben, dann zeigen sich die Gefühlstöne im Denken, das das zentrale Nervensystem aktiviert. Erfahren werden die Gefühlstöne in den Chakras. Wenn Sie verstehen, dass Gefühlstöne vorübergehende Zustände sind, können Sie tief durchatmen und achtsam mit ihnen umgehen.

Gefühlstöne treten in den folgenden Kategorien auf:

- angenehm
- unangenehm
- neutral

Meditation ist eine bewährte Methode, um die eigenen Gefühlstöne zu verstehen. Jon Kabat-Zinn, der Erfinder der Achtsamkeitsbasierten Stressreduktion (MBSR), sagt, dass Meditation eigentlich ein »Nicht-Tun« ist und »das einzige menschliche Unterfangen, das sich darauf konzentriert, dort zu sein, wo man bereits ist«.[53]

Unangenehme Gefühlstöne sind erst einmal unerfreulich, aber wenn Sie sie erfahren, denken Sie einfach daran, dass es Ihnen gut geht. Sie sind sicher, wenn Sie es sich erlauben, sicher zu sein. Neugierde ist der Schlüssel. Es ist wichtig für die Heilung, die »Gefühle« zu spüren, präsent zu sein und zu beobachten, ohne sich zu distanzieren. Dieser Prozess sendet Signale an Ihr gesamtes System, dass Sie fähig sind, präsent und bewusst zu sein. Mit der Zeit wird das immer leichter.

Wenn ich mit Patient*innen auf diese Weise arbeite, nenne ich das »sich selbst zuhören«. Hören Sie sich in Ihr Unwohlsein hinein, und Sie werden diesen Teil Ihrer Persönlichkeit entdecken. Ihr Körper teilt Ihnen wichtige Informationen mit, die Sie verstehen müssen. Er steht immer und ausschließlich im Dienst Ihrer Heilung.

ÜBUNG

Anregung zum Schreiben: Danken Sie Ihrem Körper

Schreiben Sie einen Dankesbrief an Ihren Körper in Ihr Notizbuch. Danken Sie ihm für alles, was er in der letzten Woche für Sie getan hat. Beschreiben Sie ganz konkret, was er alles geleistet hat. Vermeiden Sie es, kritisch zu sein.

Wenn Sie möchten, blicken Sie auf Ihr ganzes Leben zurück und überlegen Sie, was Sie Ihrem Körper alles zu verdanken haben. Vielleicht hat er Sie ja schon ein- oder mehrmals durch Kampf, Flucht oder Erstarrung aus ernsten Schwierigkeiten befreit? Schreiben Sie die Gefühle auf, die während dieser Übung in Ihnen aufsteigen, und achten Sie darauf, wo Sie sie in Ihrem Körper spüren.

Zusammenfassung

Ihr Körper ist der Schlüssel zu Ihrer geistigen Erfahrung, da er mit der Welt interagiert. Er darf nicht als »ungeistig« vernachlässigt werden, denn ohne ihn gibt es keinen Sinn und keine Verbindung. Über den Körper registrieren Sie sowohl die angenehmen als auch die unangenehmen Erfahrungen des Lebens. Mit dem Körper präsent zu sein und zu erkennen, ob man sich sicher oder unsicher fühlt, wird durch die Stoffwechselreaktionen des Vagusnervs unterstützt. Das Wurzelchakra ist die feinstoffliche, erdende Kraft, die uns hilft, fest im Sicherheitsprozess verankert zu bleiben und gleichzeitig energetische Erfahrungen zu erkennen.

Wenn Sie in Ihrer Kindheit nicht sicher waren, kann es sein, dass der Vagusnerv und die daraus resultierende Chakra-Energie aufgrund alter Muster Sicherheitshinweise falsch interpretieren. Es ist wichtig zu verstehen, dass der Körper der Bote der Heilung ist. Der Schlüssel zur Heilung liegt darin, sich mit dem Körper anzufreunden, wenn er als belastend empfunden wird.

KAPITEL 5

GEFÜHLE UND DAS SAKRALCHAKRA

Sie brauchen Menschen. Sie brauchen Menschen nicht, um sich selbst zu mögen, aber Sie brauchen Menschen, mit denen Sie sich auf sichere, bestätigende Weise verbinden können.

Das Sakralchakra hat mit zwischenmenschlichen Beziehungen zu tun. Diese Energie, die sich in der Bauchnabelregion befindet, ist die Quelle der Verbundenheit. Sie ermöglicht es Ihnen, sich mit dem emotionalen Fluss anderer zu verbinden und gleichzeitig mit Ihrem eigenen in Kontakt zu bleiben.[54] In diesem Bereich des Körpers verband Sie einst die Nabelschnur mit dem ersten Menschen, mit dem Sie eine Beziehung hatten. In der Gebärmutter wurden alle Ihre Grundbedürfnisse gestillt. Die Art und Weise, wie Ihre Bedürfnisse nach der Geburt erfüllt wurden – einschließlich der Art und Weise, wie Sie von der Person, die Sie geboren hat, beschützt und geliebt wurden –, hat die Art und Weise geprägt, wie Sie jetzt andere Menschen lieben, einschließlich sich selbst.

Dieses Chakra gibt und empfängt kraftvolle Quellen seelischer und körperlicher Nahrung und Pflege. Es erlaubt Ihnen, sich ganz auf das einzulassen, was Sie brauchen.[55] Es wird mit der Farbe Orange assoziiert, die keine Primärfarbe ist, sondern eine Mischung aus Rot und Gelb, den Farben der Chakras oberhalb und unterhalb des Sakralchakras. Die Farbe Orange steht symbolisch für die Verschmelzung von Körper und Geist, die die Grundlage für emotionale Erfahrungen ist.

Im Sakralchakra geht es um die Partnerschaft in der Gemeinschaft. Der Mensch braucht die Sicherheit der Verbindung – des

Dorfes –, um am Leben zu bleiben und sich wohlzufühlen. In Ihrer Gemeinschaft definieren Sie, was Sie brauchen, und verhandeln, um diese Bedürfnisse zu erfüllen. Sie entscheiden auch, ob Sie die Bedürfnisse anderer erfüllen können.

Dieses Chakra offenbart die Muster Ihrer Beziehungen. Wenn Sie als Kind unterstützt und respektiert wurden, wissen Sie, wo Sie körperlich und emotional aufhören und wo jemand anderes anfängt. Wenn Ihre Grenzen in der Kindheit gewahrt wurden, dann fühlt sich das Setzen von Grenzen heute für Sie richtig an. Wenn Ihre Bezugspersonen jedoch chaotisch, missbräuchlich oder vernachlässigend waren – und Sie vielleicht von denen, die Sie geliebt haben, traumatisiert wurden –, dann fühlen Sie sich wahrscheinlich nicht sicher genug, um sich in Ihren erwachsenen Beziehungen zu binden. Dies spiegelt sich in Ihrem Sakralchakra in Form von Begrenzungen oder übermäßigem Empfangen oder Ausströmen wider. Wer als Kind von Bezugspersonen zurückgewiesen, herabgesetzt oder körperlich oder seelisch missbraucht wurde, wird im späteren Leben wahrscheinlich Schwierigkeiten haben, seine Grenzen gegenüber anderen zu erkennen. Entweder nimmt eine solche Person die Gefühle anderer auf und macht sie sich zu eigen, oder sie ist nicht in der Lage, eigene und fremde Gefühle klar zu erkennen. Das eine ist Überwältigung, das andere Abspaltung. In beiden Fällen macht sich dies im Sakralchakra bemerkbar.

Als Kind haben Sie beobachtet, wie die Menschen um Sie herum bestimmte Dinge erledigen. Soziale Verhaltensweisen und Werte entwickeln sich durch praktisches Lernen. Dies geschieht zunächst in der Familie und weitet sich mit zunehmendem Alter aus. Das Sakralchakra repräsentiert Ihre Sozialisation, die bestimmt, wie Sie sich auf die Welt einlassen und wie Sie die Botschaften anderer Menschen interpretieren. Es muss unter Umständen eine Menge Arbeit leisten, wenn Sie heranwachsen und vielleicht im Laufe Ihres Lebens den Wohnort und damit auch die sozialen Gewohnheiten wechseln.

Vagusnerv und Sakralchakra

Die Fasern des Vagusnervs, die sich bis zum Sakralchakra erstrecken, sind mit den Verdauungsorganen verbunden, also mit Magen, Dickdarm, Nieren und Leber. Diese viszeralen Organe liegen im Bereich unterhalb des Zwerchfells, ein Bereich, der in der Fachsprache als subdiaphragmal oder subphrenisch bezeichnet wird. Er gehört zu den älteren Strängen des Nervensystems: dem dorsal-vagalen und dem sympathischen Nervensystem. Wenn Sie sich ständig Sorgen machen, »spüren« Sie die Angst im Rücken oder im Bauch? Bauchschmerzen sind ein Beispiel für eine viszerale Reaktion.[56] Wie der Teil des Vagusnervs, der mit dem Wurzelchakra in Verbindung steht, sind auch die Nervenfasern, die auf das Sakralchakra ausgerichtet sind, nicht myelinisiert. Das bedeutet, dass sich die Signale von und zu dieser Körperregion langsamer ausbreiten, da die Nerven nicht von einer Myelinscheide umhüllt sind.[57] Daher können Schmerzen in diesem Bereich oft nicht genau lokalisiert werden.

Oben an den Nieren befinden sich zwei kleine Hormondrüsen, die sogenannten Nebennieren. Sie sind nicht viel größer als der obere Teil des Daumens, aber ein enorm wichtiger Bestandteil Ihres Verteidigungssystems. Die Nebennieren schütten das Stresshormon Cortisol aus, wenn es darum geht, vor einer Bedrohung zu fliehen oder sie abzuwehren. Dieser Teil der Hypothalamus-Hypophysen-Nebennierenrinden-Achse (HPA, Hypothalamic-Pituitary-Adrenal Axis) wird vom Vagusnerv gesteuert. Wenn die Nebennieren jedoch über einen längeren Zeitraum Stresshormone ausschütten, weil wir glauben, nicht sicher zu sein, nicht geliebt zu werden, nicht gewollt zu sein, nicht respektiert, umsorgt oder geschätzt zu werden – alles Überzeugungen, die mit dem Sakralchakra, dem »Beziehungschakra«, verbunden sind –, dann sind die Nebennieren irgendwann überfordert. Körperliche Symptome eines solchen Dauerstresses sind ständige Müdigkeit, Erschöpfung und Antriebslosigkeit.[58]

Das Gehirn sendet über das zentrale Nervensystem die Information, ob wir uns in einer bestimmten Situation sicher **fühlen** (oder nicht). Das bemerken wir im Sakralchakra. Bei Gefahrlosigkeit entspannt sich dieses Chakra, während fehlende Sicherheit dazu führt, dass es sich zusammenzieht.

Wenn Ihr Körper sich nicht verteidigen muss, können Sie anderen gegenüber vertrauenswürdig und fürsorglich sein.[59] Die Art und Weise, wie Sie Ihre Welt – und Ihre Beziehung zu den Menschen darin – wahrnehmen, wird von Ihren physischen Systemen gesteuert und manifestiert sich nach außen in einem energetischen Feld mit anderen.

Beruhigung mithilfe anderer Personen

Es gibt eine sehr praktische Möglichkeit, sich zu erden, indem man vertraute Menschen (oder ein geliebtes Haustier oder sogar ein Kuscheltier) mit einbezieht. Dies wird »Co-Regulation« genannt. Bei der Co-Regulation spüren Sie die beruhigende Wirkung eines anderen Menschen. Ihr zentrales Nervensystem und das des anderen senden und empfangen Sicherheitsbotschaften, da beide den ventralen Vagusnerv aktivieren. Ihre Beziehungen sind entscheidend für die Gesundheit Ihres zentralen Nervensystems und Ihres Körpers.

Co-Regulation findet in Therapiesitzungen statt,[60] aber auch in Freundschaften, in der Familie, mit Kollegen und manchmal sogar mit freundlichen Fremden. Wenn wir uns mit Menschen verbinden, die in Sicherheit verankert sind, erhalten wir die gleiche Erfahrung zurück. Das Singen Ihres Kindes, das Lachen Ihres besten Freundes und die Umarmung Ihres Partners sind Signale, dass alles in Ordnung ist.

Aufmerksames Zuhören einerseits und Gehörtwerden andererseits sind wichtige Formen der Co-Regulation. Erinnern Sie sich an eine Phase in Ihrem Leben, in der jemand immer für Sie da war, Sie unterstützt und Ihnen Mut gemacht hat? Können Sie sich daran erinnern, dass eine Person Ihnen zugelächelt hat und auf Sie zugegangen ist, um Sie zu begrüßen? Wie haben Sie sich gefühlt, als jemand gebremst hat, um Sie in eine Autokolonne einfädeln zu lassen?

Zu Co-Regulation gehört auch, wenn zwei Menschen wissende Blicke austauschen oder schweigend nebeneinandersitzen und einen Kaffee schlürfen. Fühlen wir uns ruhig und gelassen und läuft im Körper alles normal, spüren wir das im Magen, dem Zentrum des Sakralchakras.

Die physiologische Erklärung der Co-Regulation durch die Polyvagaltheorie beruht auf der ventral-vagalen (sozialen) Verbindung. Wenn wir in der Lage sind, die obere Hälfte des Gesichts einer Person zu lesen, die uns positiv gestimmt ist – ihr Lächeln, die Art und Weise, wie sie Augenkontakt herstellt –, sagt uns unsere Neurozeption (die unbewusste Wahrnehmung unseres Nervensystems), dass wir anerkannt, akzeptiert und geliebt werden. Unser Herzschlag verlangsamt sich, die Muskeln entspannen sich und der Blutdruck sinkt.

Wenn wir uns sicher fühlen, entspannt sich unsere Hals- und Gesichtsmuskulatur, wodurch wir leichter Zugang zu unserer Stimme finden. Wenn wir uns verbunden fühlen, spiegeln wir das zurück. Die beruhigende Wirkung verbindet.

ÜBUNG
Buddha-Bauchatmung

Diese Übung konzentriert sich auf das Sakralchakra. Auf den ersten Blick mag sie im Widerspruch zu dem üblichen Rat stehen, die Bauchmuskeln anzuspannen und den Bauch einzuziehen. Wenn Sie aber die Muskeln um die Taille herum regelmäßig anspannen, hat der Atem nur im oberen Teil der Lunge Platz.

- Für einen wirklich tiefen Atemzug ziehen Sie die Luft in Ihren Bauch. Spüren Sie, wie sich der Bauch und damit auch der untere Teil der Lunge mit Luft füllen. Lassen Sie die vorderen Bauchmuskeln locker, damit Sie die seitlichen (schrägen) Bauchmuskeln anspannen können. So schaffen Sie Platz für die zuvor erwähnten Organe. Wenn Sie dies regelmäßig üben, wird es Ihnen immer besser gelingen.
- Setzen Sie sich bequem auf Ihren Stuhl oder auf ein Meditationskissen in Ihrem heiligen Raum. Halten Sie Ihre Wirbelsäule gerade, ohne zu verkrampfen. Nehmen Sie Ihre Knochen wahr – die für die Haltung verantwortlichen Muskeln sind an den Knochen befestigt.
- Atmen Sie nun langsam in den Bauch ein. Entspannen Sie die Bauchmuskeln und stellen Sie sich vor, wie sich Magen, Leber und Darm mit Luft füllen. Lassen Sie zu, dass die Muskeln in Ihrem Inneren Raum schaffen und Luft in Ihren Körper lassen.
- Atmen Sie einfach weiter, ganz normal. Achten Sie von Zeit zu Zeit darauf, wie es sich anfühlt, auf dem Stuhl oder dem Kissen zu sitzen, und richten Sie dann die Aufmerksamkeit wieder auf Ihren Bauch.
- Wie fühlen sich Ihr Bauch und Rücken an, wenn sie mehr Sauerstoff bekommen?
- Richten Sie Ihre Aufmerksamkeit auf den Bereich um den Bauchnabel. Nehmen Sie die Energie des Sakralchakras wahr? Verweilen Sie einen Moment in diesem Bereich. Was spüren Sie?

Gleichmut – der höchste Ausdruck der emotionalen Dimension

Gleichmut ist das Gewahrsein, das dafür sorgt, dass Sie voll und ganz präsent und sich dessen bewusst sind, was in Ihren Gedanken und in Ihrem Körper vor sich geht. Gleichmut hält Ihr emotionales Rad in der Schwebe. Wenn Sie dazu in der Lage sind, erhöht sich Ihr Gewahrsein, und eine gesunde Form der Kontrolle (über sich selbst und niemand anderen) wird verfügbar. Der Geist will immer etwas mehr; Gleichmut schafft eine Vertrautheit, die ausgewogen und fast unmerklich ist.

Es kostet Mühe, präsent zu sein für das, was der eigene Körper sagt. Gleichmut braucht Übung und Bereitschaft. Wenn die Umstände Ihrer Kindheit von Unsicherheit und innerer Anspannung geprägt waren, kamen Ihnen gefühlte Erfahrungen vermutlich zu schmerzhaft vor. Sie konnten Ihren Gefühlen nicht trauen, und Ihr Verstand hat gelernt, sich von diesem Unbehagen abzulenken. Höchstwahrscheinlich haben Sie hart daran gearbeitet, nicht gegenwärtig zu sein.

Aufmerksam zu beobachten, was sich zwischen Gedanken und Körper abspielt, was Emotionen erzeugt, bedeutet, nicht zu urteilen und gleichzeitig neugierig zu sein. Wenn Sie gleichmütig sind, sind Sie neugierig und freundlich gegenüber Ihren Gedanken und wie sie sich in Ihrem Körper manifestieren. Dadurch entwickeln Sie eine tiefe Fürsorge für sich selbst. Gleichmut hilft Ihnen, eine neue Beziehung zu sich selbst aufzubauen, und so beginnt Veränderung. Gegenwärtig zu sein bedeutet, sich mit sich selbst anzufreunden.

ÜBUNG
Anregung zum Schreiben: Die Menschen in Ihrer Umgebung

Diese Übung soll Ihnen helfen, Ihre körperlichen Reaktionen im Zusammenhang mit Ihren emotionalen Beziehungen zu anderen Menschen zu verstehen. Dies kann Ihnen helfen, Gleichmut in sich selbst zu entwickeln, wenn Sie sich anders auf Menschen und die Welt einlassen. Beantworten Sie die folgenden Fragen:

- Wer sind die Menschen, die ich liebe?
- Welche anderen Gefühle hege ich für sie?
- Wenn ich an diese Menschen denke, wie erlebe ich das in meinem Sakralchakra?
- Gibt es andere Bereiche meines Körpers, in denen ich starke Gefühle für diese Menschen empfinde?

Erzählung – die niedrigste Ausdrucksform der emotionalen Dimension

Unsere Vergangenheit ist eine Erzählung. Es ist die Deutung, die wir einst aufgrund von Ereignissen in der Kindheit erfunden haben. Wer eine gegenwärtige Situation in Abhängigkeit von der Vergangenheit wahrnimmt, sieht die Dinge nicht so, wie sie jetzt sind, und kann dann nicht gleichmütig und ausgeglichen sein.

Das heißt nicht, dass die Vergangenheit nicht Teil einer wahren Lebensgeschichte ist, die Ihnen vielleicht Schmerzen bereitet hat. Aber wenn Sie immer wieder über die alten Geschichten nachdenken, bleiben Sie an einem Ort gefangen, an dem Sie gar nicht mehr sein wollen. Wir setzen überholte Verhaltensweisen fort und wundern uns, warum sich nichts ändert.

Der Psychotherapeut und Holocaust-Überlebende Viktor Frankl weist darauf hin, dass die Heilung alter Selbstbilder ein gewisses Maß an Spannung birgt und eine »Kluft zwischen dem, was ein Mensch ist, und dem, was er sein sollte oder einst sein wollte«[61] schafft. Wie Sie das, was jemand sagt oder tut, wahrnehmen oder darauf reagieren, hängt von Ihren eigenen Überzeugungen und Vorstellungen ab. Sie können das alte Drehbuch lesen und mit den alten Mustern reagieren. Eine andere Möglichkeit wäre, tief durchzuatmen, einen Schritt zurückzutreten und die Situation neugierig zu beobachten. In diesem Moment können Sie sich für eine andere Herangehensweise entscheiden.

Wenn wir mit alten emotionalen Erzählungen arbeiten, werden die Energien um die Chakras herum gefestigt oder gelockert und enthalten Erinnerungen an Schmerz, die an das zentrale Nervensystem weitergeleitet werden. Diese Energien zeigen sich im ganzen Körper, denn die Chakras sind Indikatoren dafür, wo wir uns emotional befinden.

Brittneys Geschichte: Neuausrichtung vergangener Narrative

Zu unserer ersten Sitzung brachte Brittney Blumen mit. In einer therapeutischen Beziehung sind Geschenke verpönt, weil sie eine Machtdynamik erzeugen und Grenzen verwischen können. Deshalb bedankte ich mich zu Beginn der Sitzung bei ihr, erklärte ihr aber, dass ich die Blumen nicht annehmen könne.

Ihre Augen wurden groß und sie kämpfte mit den aufsteigenden Tränen. Brittney schien verwirrt und beleidigt und nannte mich »undankbar«. Sie ließ die Schultern hängen und legte eine Hand auf ihren Bauch, auf ihr Sakralchakra. Als ich sie fragte, warum sie das tue, sagte sie, die Magengrube sei ihre »Grube der Verzweiflung«. Brittney war eindeutig einem Muster verhaftet, in dem sie Menschen Dinge anbot, die sie nicht erwidern konnten. Dadurch war die Energie in ihrem Sakralchakra zu offen und grenzenlos, was der Grund dafür war, dass sie diese »Grube der Verzweiflung« fühlte.

Brittney sagte, sie wolle an Beziehungsproblemen arbeiten. Sie war fünf Jahre verheiratet gewesen und seit drei Jahren geschieden. Kinder hatte sie keine. Sie erzählte mir, dass ihr größtes Problem darin bestand, eine dauerhafte Beziehung zu einem der Männer aufzubauen, mit denen sie online Bekanntschaft schloss. Sie sagte, sie habe kein Problem damit, Männer kennenzulernen, aber bisher hätten sich alle nach dem ersten Monat oder so wieder verabschiedet. Der letzte Mann, mit dem sie sich eingelassen habe, habe ihr gesagt, sie würde ihn »ersticken«.

»Ich glaube, er war emotional nicht verfügbar«, sagte sie. »Ich bin ein liebevoller und fürsorglicher Mensch. Er war undankbar.«

»Hm«, sagte ich nachdenklich. »Haben Sie mir nicht gerade genau dasselbe vorgeworfen?«

»Wow.« Sie lehnte sich zurück und blickte ein paar Sekunden lang erstaunt. »Ja, stimmt.«

Als Massagetherapeutin verbringt Brittney ihre Tage damit, andere Menschen zu heilen. Sie ist körperbewusst, praktiziert Yoga, kennt die Chakras und kann die Energien anderer Menschen deuten. In unserem Gespräch klagte sie darüber, dass sie sich am Ende eines Arbeitstages erschöpft fühle und manchmal Kopfschmerzen oder andere Beschwerden wie Magenprobleme habe. Sie sagte, sie sei stolz darauf, die Schmerzen ihrer Patienten lindern zu können, auch wenn sie manchmal das Gefühl habe, die Schmerzen in ihrem eigenen Körper zu absorbieren.

In den ersten Sitzungen verbrachte sie sehr viel Zeit damit, die Männer zu beschreiben, mit denen sie sich getroffen hatte. Mit verträumtem Blick beschrieb sie mir die körperlichen Qualitäten dieser Männer, wo sie sich getroffen hatten und wie das Treffen verlaufen war. Wenn einer ihrer Auserwählten in dieser Kennenlernphase nicht sofort auf eine Textnachricht antwortete, war sie jedes Mal sehr deprimiert.

Wenn es nach der ersten Verabredung zu einer zweiten kam, hatte Brittney bereits Heiratsgedanken im Hinterkopf. Wir diskutierten über den Begriff der Liebessucht, aber Brittney war nicht bereit, darüber nachzudenken, dass sie zwanghaft versuchte, sich an Menschen zu binden. Sie hatte immer das Gefühl, dass die Männer das Problem waren und sie einfach noch keinen gefunden hatte, der sie »richtig wertschätzte«.

Brittney sprach fast täglich mit ihrer Mutter. Diese rief mehrmals am Tag aus dem Seniorenheim an. Brittney fühlte sich jedes Mal verpflichtet, den Hörer abzunehmen, egal, wie beschäftigt sie war. Ihr Vater war während Brittneys Mittelschulzeit gestorben, und ihre Mutter weigerte sich, über ihn oder seinen Tod zu sprechen. Brittney sagte, sie habe Angst davor, Fragen zu stellen, weil das ihre betagte Mutter zu sehr aufregen würde.

»Es kam mir vor, als wäre er von einem Tag auf den anderen krank geworden und innerhalb von ein paar Monaten war er tot«, sagte sie. »Meine Mutter ist nach all den Jahren immer noch am Boden zerstört und kann nicht darüber sprechen. Sie hat ihn so sehr geliebt.«

»Wenn Ihr Vater noch hier wäre und nicht gegangen wäre«, sagte ich, »was würden Sie ihm gerne sagen?«

Die Frage traf sie unvorbereitet. Ihre Wangen röteten sich, und ein Anflug von Zorn huschte über ihr Gesicht. Dann verflog der Zorn ebenso schnell und sie zwang sich zu einem Lächeln. Sie sah mich an und sagte: »Dass ich ihn vermisse.«

»Selbst wenn er nie weggegangen wäre?«

»Oh.« Sie schwieg eine lange Zeit. »Dann weiß ich es nicht.«

Nach dieser Therapiesitzung sah sich Brittney die Sterbeurkunde ihres Vaters an. Er war an Leberzirrhose gestorben. In der nächsten Sitzung zeigte sie sich fassungslos. »Warum hat Mama mir das nicht gesagt? Ich wusste nicht einmal, dass er getrunken hat.«

»Können Sie mit ihr darüber reden?« Sie schüttelte den Kopf. »Ich will sie nicht verärgern.«

Die Erwachsenen in ihrem Leben nicht zu verärgern, das war, wie Brittney allmählich begriff, ein häufiges Thema in ihrer Kindheit gewesen. Als Einzelkind war von ihr immer erwartet worden, vernünftig zu sein. Wenn sie sich wie ein Kind verhielt, wurde sie bestraft oder ignoriert.

»Ich glaube, sie konnten mit der Energie eines Kindes im Haus nicht umgehen. Sie waren schon etwas älter, als sie mich bekamen. Meine Mutter war ziemlich lärmempfindlich und mein Vater zog sich meistens in sein Arbeitszimmer zurück, wenn er zu Hause weilte. Das Haus war so ruhig.« Brittney erinnerte sich daran, dass sie in der Schule Karten für ihre Eltern gemalt und Geschenke für sie gebastelt hatte. Sie konnte sich nicht erinnern, jemals eine begeisterte Reaktion von ihnen erhalten zu haben. Im Laufe der Jahre wurden ihre Geschenke und Gesten immer häufiger und aufwendiger. »Ich wollte unbedingt Aufmerksamkeit und Zuneigung von ihnen bekommen.«

»Was glauben Sie, wie sich das jetzt auf Ihre Beziehungen als Erwachsene auswirkt?«

»Hm. Ich fühle mich eher zu den Typen hingezogen, die nicht so interessiert sind. Die, die Interesse an mir zeigen, scheinen mir nicht zu gefallen.«

Mit der Zeit erkannte Brittney, dass sie versucht hatte, durch ständiges Geben und Tun eine Beziehung zu emotional unerreichbaren Menschen aufzubauen. Wenn jemand nur mäßiges Interesse an einer Beziehung mit ihr zeigte, überkompensierte sie dies mit Geschenken, Aufmerksamkeiten, Verabredungen und sexuellen Handlungen, bevor sie wirklich dazu bereit war. Das befremdete die Männer eher und sie gingen auf Distanz, was Brittney dann noch mehr anspornte, alles zu geben.

Sie merkte, dass sie in ihrer Massagepraxis ein ähnliches Verhalten an den Tag legte. »Wenn eine Patientin eine Stunde gebucht hat, aber Schmerzen hat, nehme ich mir oft mehr Zeit für sie.« Sie verzog das Gesicht. »Ich glaube, die haben angefangen, das auszunutzen. Sie bezahlen für eine Stunde und bekommen eine Stunde und 20 Minuten.«

Brittney und ich besprachen, wo sie anfangen wollte, Grenzen zu setzen, und wie das aussehen könnte. Am einfachsten, sagte sie, wäre es mit den Patient*innen. In Zukunft würde sie sich an ihren Zeitplan halten. Keine zusätzlichen 20 Minuten mehr. Bald stellte sie fest, dass ihre Klienten nicht nur längere Sitzungen buchten und bezahlten, sondern auch, dass sie sich am Ende des Tages nicht mehr so erschöpft fühlte.

Es dauerte dann noch eine Weile, aber schließlich schaffte es Brittney, ihre Mutter zu bitten, nicht mehr mehrmals am Tag anzurufen. Sie einigten sich auf einmal am Tag zu einer bestimmten Zeit. Brittney würde nicht ans Telefon gehen, wenn ihre Mutter außerhalb der vereinbarten Zeit anrief. Die Mutter brauchte einige Wochen, um sich an den Plan zu halten – sie versuchte es mit Tränen und Jammern –, aber als Brittney standhaft blieb, hielt sie sich an die Abmachung. Wie sich herausstellte, waren die Gespräche danach fruchtbarer, und die Mutter verbrachte auch mehr Zeit mit Freunden und wandte sich nicht mehr an ihre Tochter, wenn sie ein soziales Ventil brauchte.

Als Nächstes ging es um das schwierige Kapitel der Partnersuche. In mehreren EMDR-Sitzungen, die sich auf ihre alten Ängste und ihren Schmerz darüber, vernachlässigt worden zu sein, konzentrierten, konnte sie ihren zwanghaften Wunsch bearbeiten, Dinge zu reparieren, die nicht repariert werden mussten. Wir arbeiteten an Gefühlen, die es ihr ermöglichten, um ihren Vater zu trauern. Sie begann, ihm Briefe zu schreiben, und war in der Lage, ihre Gefühle genau zu benennen. Sie lernte, mit ihrer Wut umzugehen, die sie als Kind nicht zeigen durfte. Indem sie sich mehr auf ihre Emotionen einließ, konnte sie mit anderen Menschen auf eine Weise in Kontakt treten, die ihr angemessene Grenzen setzte.

Anfangs beschloss ich, mich bei Brittney nicht zu sehr auf Bewegung oder Körperarbeit zu konzentrieren. Sie war schon so sehr mit Energiearbeit beschäftigt, dass sie dachte, wenn sie das in Ordnung brächte, würden sich ihre Beziehungen verbessern. Das Gegenteil war der Fall. Die Energie in ihrem Sakralchakra war weit geöffnet, weil sie sich in Menschen verstrickt hatte. Deshalb war psychologische Arbeit sehr wichtig, um ihre feinstoffliche Energie zu heilen. Ein gesundes Beziehungsmuster durch das Erkennen der eigenen Grenzen milderte ihre »Grube der Verzweiflung«. Das Setzen emotionaler, geistiger und körperlicher Grenzen vor dem Hintergrund ihrer familiären Muster erneuerte diese feinstoffliche Energie in ihr auf natürliche Weise.

Beziehungen als Spiegel des Selbst

Beziehungen sind nicht nur für das Überleben des Körpers notwendig, sondern auch für die Entfaltung des authentischen Selbst. Sie können so viel darüber lernen, wer Sie sind, wenn Sie sich auf andere Menschen einlassen. Als Mensch haben Sie komplexe Eigenschaften, die sich in der Dynamik mit anderen widerspiegeln.[62] Ihre zwischenmenschlichen Beziehungen bieten Ihnen enorme Möglichkeiten, sich selbst zu verstehen. Ihr Vagusnerv und Ihre feinstoffliche Energie reagieren in der Nähe anderer Menschen besonders sensibel, da Sie ständig auf der Suche nach Sicherheit durch Verständnis, Freundlichkeit und Akzeptanz sind.

Dies spiegelt sich in den Menschen wider, mit denen Sie sich umgeben. (Erinnern Sie sich an meine Glühbirnentheorie aus Kapitel 1?). Denken Sie einen Moment über die Menschen nach, zu denen Sie sich am meisten hingezogen fühlen. Welche Qualitäten bewundern Sie an ihnen? Sind sie fröhlich und sorglos? Oder hingebungsvoll? Verfügen sie über Einfühlungsvermögen und einen Sinn für soziale Gerechtigkeit? Sorgen sie für ihre Familie? Trinken sie oft Alkohol? Sind sie besessen vom sozialen Status und Geld anderer, um selbst davon zu profitieren? Sind sie freundlich oder grausam? Wütend? Klatschsüchtig und verurteilend? Inkonsequent? Was ist das übergreifende Thema in Ihren Beziehungen zu den Menschen in Ihrem Leben? Die Persönlichkeitsmerkmale, die Sie an anderen bewundern und zu denen Sie sich hingezogen fühlen, sind die Eigenschaften, die Sie selbst besitzen und die Sie gut finden. Dasselbe gilt für Eigenschaften, die Sie ablehnen. Die Fixierung auf die Schwächen anderer lenkt nur von den Aspekten ab, die Sie an sich selbst verleugnen und für die Sie deshalb auch keine Verantwortung übernehmen. Wenn Sie sich zum Beispiel von der Unfähigkeit eines anderen beeinflussen lassen, verzögern Sie die Reise, die Sie tiefer in Ihr eigenes Gefühl der »Unwürdigkeit« führt.

Wie heißt es so schön: Wer mit einem Finger auf andere zeigt, zeigt mit drei Fingern auf sich selbst!

Emotionale Grenzen

Die liebevolle Akzeptanz dessen, was Sie sind, führt zu einer Verbindung mit Ihrem Seelenselbst. Dies schafft ventral-vagale Sicherheit in Ihrem Vagusnerv. Ein freundlicher Umgang mit sich selbst zeigt Ihrem System, dass Sie sicher sind. Wenn Sie wissen, was Sie fühlen, wie Sie denken und was Ihnen wichtig ist, können Sie Ihre Bedürfnisse erkennen. Sie nehmen sich selbst aus dem sympathischen Zustand heraus, weil Sie sich nicht mehr unsicher fühlen. Genau das ist notwendig, um emotionale Grenzen zu entwickeln, denn je sicherer Sie in sich selbst sind, desto weniger werden Sie schädliche und verwirrende Energien hereinlassen.

Eine Grenze schützt. Sie schützt das, was Ihnen wichtig ist. Denken Sie bei einer Grenze nur daran, dass sie Ihren physischen Besitz schützt, wie beispielshalber Ihr Eigentum oder Ihren Körper? Was sind für Sie emotionale Grenzen?

Ihre Gedanken, Gefühle, Vorstellungen, kreativen Ideen, Fantasien, Hoffnungen und spirituellen oder politischen Überzeugungen sind nur einige der Dinge, die Ihre innere Welt ausmachen. Wenn

Sie Ihre Werte verstehen, können Sie sie leichter schützen. Sie entscheiden selbst, was Sie mit wem teilen möchten. Es bringt Frieden, wenn Sie verstehen, was Ihre eigene Gefühlswelt ausmacht, und Sie anderen, die sie verletzen könnten, Grenzen setzen.

Woran merken Sie, dass jemand versucht, Ihre emotionalen Grenzen zu verletzen? Es ist leicht zu erkennen, wenn jemand eine körperliche Grenze missachtet oder verletzt. Man kann es sehen. Emotionale Grenzverletzungen jedoch sind unsichtbar. Aber man kann sie fühlen. Eine emotionale Grenzverletzung kann von einem unbeabsichtigten Fehltritt, der die Gefühle einer Person verletzt, bis hin zu einem totalen emotionalen, seelischen und geistigen Missbrauch reichen. Da emotionale Grenzen nicht greifbar sind, sind Menschen manchmal unsicher, wo ihr psychologisches Selbst endet und das eines anderen beginnt.

Hat jemand Ihre Realität in einer Situation geleugnet? Wurden Sie ausgelacht, weil Sie eine Situation anders erlebt haben als jemand anderes? Wenn Ihnen jemand sagt, wie Sie sich fühlen sollen, oder behauptet, Ihre Gefühle seien falsch, wie zeigt sich das in Ihrem Körper? Wo genau spüren Sie das?

Und nun eine noch schwierigere Frage: Haben Sie jemals die emotionalen Grenzen eines anderen Menschen verletzt? Haben Sie anderen gesagt, was sie fühlen sollen und was nicht? Kinder sind auf diese Weise leicht zu manipulieren, und es ist an uns Erwachsenen, hier vorsichtig zu sein. Weitere Beispiele für emotionale Grenzverletzungen sind:

- jemanden beleidigen,
- jemanden ignorieren,
- mit den Augen rollen,
- jemandem sagen, dass seine Meinung falsch ist,
- jemandem das Recht absprechen, sich zu äußern,
- jemanden auslachen,
- tratschen,
- Rufmord.

Wenn jemand versucht, diese Grenzen zu überschreiten, merken Sie schnell, wie sich das anfühlt. Es ist ein körperliches Gefühl. Halten Sie einmal inne und spüren Sie in Ihren Körper hinein. Fühlen Sie sich verletzt, angegriffen, herumgeschubst, erschöpft, wütend, ärgerlich, aufgeregt oder ungeduldig? Eingeschüchtert durch die Handlungen oder Worte einer anderen Person? Die Energie in Ihrem Sakralchakra sollte Ihnen einen klaren Hinweis geben. Vielleicht spüren auch andere Chakras die Verletzung. Eine emotionale Verletzung zeigt sich über das zentrale Nervensystem, da Ihr System Signale sendet, dass etwas nicht stimmt.

Wer seine emotionalen Prioritäten kennt, ist weniger anfällig für Manipulationen. Wer kein geerdetes Selbstwertgefühl hat, kann leicht aus seiner Mitte gedrängt werden, weil er sich unsicher fühlt. Die Grenzen in Beziehungen verschwimmen. Ungewissheit und Verwirrung schaffen Chaos, und das hält Sie im sympathischen Zustand des Vagusnervs, was sich in Unruhe oder Angst manifestieren kann.

Vertrauen Sie dem, was Ihr Körper Ihnen über mögliche emotionale Verletzungen sagt. Ihr Körper lügt nicht, wenn es darum geht, wie Sie sich fühlen.

ÜBUNG

Emotionale Grenzen setzen mithilfe eines Wertekreises

Im Folgenden finden Sie eine Übung, die ich gerne mit meinen Patientinnen durchführe. Ich nenne sie »Wertekreis«. Er bezieht sich sowohl auf körperliche als auch auf emotionale Werte. Die Trennung der beiden hilft, den Unterschied zwischen physischen oder »äußeren« Grenzen und emotionalen oder »inneren« Grenzen zu verstehen. Je klarer Sie wissen, was Ihnen wichtig ist, desto leichter können Sie andere davon abhalten, diese unsichtbare Grenze zu überschreiten:

Sie haben bereits innere Werte. Sie hatten sie schon immer. Aber genau wie Ihre Talente sind Ihnen Ihre inneren Werte so nahe, dass Sie sie wahrscheinlich noch gar nicht richtig wahrgenommen haben. Manchmal muss man tief graben, um das Offensichtliche zu entdecken.

Werte sind das, was Sie bereits leben. Sie bewegen sich jeden Tag mit Ihrem Wertesystem durch die Welt. Eine gute Möglichkeit, Ihre Werte zu entschlüsseln, besteht darin, sich zu fragen, wie Sie sich mit anderen Menschen in der Welt verbinden. Denken Sie darüber nach, mit wem Sie gerne Zeit verbringen und was Sie mit diesen Menschen gemeinsam haben. Sie werden feststellen, wie sie Ihre Werte spiegeln.

Eine andere Möglichkeit, über Werte nachzudenken, besteht darin, sich zu fragen, welche Eigenschaften Sie an anderen Menschen attraktiv finden. Vielleicht haben Sie das Gefühl, dass Sie diese Qualitäten selbst gerne hätten. Schreiben Sie diese Eigenschaften in den Kreis. Es könnte durchaus passieren, dass Sie sie auch bei sich selbst entdecken. Mit dieser Übung fassen Sie einen Vorsatz. Wenn Sie wissen, worauf Sie besonders Wert legen, können Sie umgrenzen, was Sie beibehalten wollen.

Schauen wir uns also an, was Ihnen emotional wichtig ist. Ich empfehle meinen Patientinnen, dies in einem Notizbuch festzuhalten und sich das Ergebnis im Laufe der Zeit immer mal wieder anzusehen, um sich ihrer Werte zu vergewissern. Sie könnten die Seite zum Beispiel an Ihre Kühlschranktür hängen.

- Zeichnen Sie einen großen Kreis, der bis an den Rand des Papiers reicht.
- Zeichnen Sie innerhalb dieses Kreises einen weiteren Kreis und lassen Sie dabei so viel Platz, dass Sie zwischen den Rändern der beiden Kreise schreiben können.
- Schreiben Sie in den großen Kreis bis zur Linie des kleineren Kreises, was für Sie materiell wichtig ist. Das können so einfache Dinge wie Ihr Haus oder Ihr Auto

sein. Denken Sie an alles, was Sie schätzen und was greifbar ist.

- Wenn Sie alle materiellen Werte aufgeschrieben haben, die Ihnen in den Sinn kommen, gehen Sie in den inneren Kreis. Notieren Sie hier die Werte, die Ihre Innenwelt ausmachen. Seien Sie spezifisch und schreiben Sie zum Beispiel nicht einfach nur »Spiritualität« oder »kreativer Ausdruck«, sondern stattdessen, welche Art von Spiritualität Ihnen wichtig ist oder welche Art von kreativem Ausdruck Sie schätzen (wie Schreiben, Malen mit Acrylfarben, Gitarre spielen und so weiter).
- Vielleicht steht (noch) nicht viel in Ihrem inneren Kreis, vielleicht eine ganze Menge. Lassen Sie das Notizbuch die ganze Woche auf dieser Seite offen liegen. Kehren Sie jedes Mal dorthin zurück, wenn Ihnen noch etwas eingefallen ist, was für Sie von Bedeutung ist.

Mit dieser Übung möchte ich Ihnen helfen, Ihr Gewahrsein für das wirklich Wichtige zu schärfen.

Wenn Sie dazu neigen, es anderen recht machen zu wollen, und Sie beim Schreiben innerlich das Wort »müsste« hören, denken Sie darüber nach, was für Sie wahr ist und was jemand anderes Ihnen gesagt hat. Haben Sie vielleicht etwas geschrieben, von dem Sie glauben, Sie sollten es wertschätzen, weil Sie es nach Meinung einer anderen Person wertschätzen sollen?

Entwicklung ist ein bedeutender Teil des inneren Wachstums. Unsere Werte verändern sich im Laufe der Zeit. Werte, die Ihnen heute wichtig sind, waren es vor zehn Jahren vielleicht noch nicht. Deshalb kann es interessant sein, diese Übung alle paar Jahre zu wiederholen.

Das Steuer fest in der Hand

Jetzt, da Sie wissen, was Ihnen wichtig ist, können Sie sich darauf konzentrieren, wer Sie heute sind. Dies wird sich in der Arbeit, die Sie tun, in den Entscheidungen, die Sie treffen, und in den Menschen, die Sie umgeben, widerspiegeln. Sie werden vielleicht feststellen, dass es Ihnen leichter fällt, für sich selbst zu sorgen, und dass Sie mit sich selbst im Reinen sind. Vielleicht entdecken Sie Talente, die Sie bisher nicht entwickeln wollten.

Es braucht Arbeit, um zu merken, wann eine emotionale Grenze überschritten wurde, denn es braucht Arbeit, um unsere emotionalen Grenzen zu erkennen. Denken Sie daran, dass dies *Ihre* Realität ist. Sie ist vielleicht nicht die Ihres Gegenübers. Diese andere Person könnte verärgert reagieren, wenn Sie Ihre Gefühle zum Ausdruck bringen. Vielleicht zeigt sie ihren Ärger nicht offen, aber Sie spüren die unterschwellige Ablehnung. Wenn Sie allerdings auf Ihre Gefühle eingestimmt sind, werden andere weniger versuchen, Sie von etwas zu überzeugen, denn sie werden Ihre Grenzen spüren.

Zu wissen, dass eine emotionale Grenze überschritten wurde – und dies auch ausdrücken zu können – sichert Ihre Individualität und damit Ihre innere Sicherheit. Niemand kann Ihre emotionalen Grenzen wirklich verletzen, wenn Sie es nicht zulassen. Andere Menschen können Ihre Gefühle beeinflussen, aber nicht bestimmen, was Sie mit diesen Gefühlen tun. Andere können Ihr Handeln nicht kontrollieren, es sei denn, Sie lassen es zu.

Einige neue Grenzen können es einfach erforderlich machen, dass Sie aus der Rolle des Überfunktionierens für andere heraustreten. Sie könnten feststellen, dass Sie eine Verantwortung, die Sie irgendwann einmal übernommen haben, wieder abgeben müssen.

Je mehr emotionale Bindungen und Vorgeschichten wir mit einer Person haben, desto undurchsichtiger kann diese neue Art der Kommunikation sein. Selbst wenn beide Personen versuchen, aus alten

Mustern auszubrechen, ist der Prozess schwierig. Grenzen müssen fest, aber auch flexibel sein. Unterschiedliche Situationen erfordern unterschiedliche Grenzen.

Die Dreierregel

Ich sage meinen Patientinnen gerne, dass es drei Typen von Menschen gibt, die auf neu errichtete emotionale Grenzen unterschiedlich reagieren.

Die erste Gruppe würde ich als **vernünftige Menschen** bezeichnen. Am Anfang überschreiten sie vielleicht noch Ihre Grenzen, ohne sich dessen bewusst zu sein, weil sie es nicht gewohnt sind, dass Sie Grenzen setzen. Sobald ein Mensch dieser Kategorie versteht, wo Ihre (neuen) Grenzen liegen, wird er sie respektieren. Vielleicht ist er sogar erleichtert, dass er nun weiß, was Sie wollen und brauchen, und entsprechend reagieren kann.

Die zweite Gruppe sind die **Kleinkinder**. Solche Menschen werden immer wieder Ihre Grenzen austesten wollen, wie ein Zweijähriger, der sicher sein will, dass Sie wirklich meinen, was Sie sagen. Wahrscheinlich fühlen sie sich zunächst unwohl mit dem neuen Du, weil Ihre Veränderung sie dazu zwingt, sich ebenfalls zu verändern. Der Test für diese Menschen ist, ob sie bleiben oder gehen, sobald Sie mit Ihrer neuen Grenze konsequent sind. Wenn sie gehen, dann waren sie aus den falschen Gründen bei Ihnen.

Die schlimmste Kategorie sind die **Toxischen.** Sie respektieren Ihre neuen Grenzen nicht und tun alles, um Sie zu manipulieren oder einzuschüchtern. Ihre neuen Grenzen passen ihnen nicht, sie fühlen sich persönlich beleidigt. Wenn es ihnen nicht gelingt, die neuen Grenzen im direkten Kontakt mit Ihnen zu überwinden, wenden sie möglicherweise verdeckte Taktiken an. Das kann zum Beispiel böswilliges Gerede über Sie sein. Auf diese Weise versuchen sie, andere Menschen für ihre Ziele einzuspannen. Ein toxischer Mensch ist nicht an Ihrem Wohlergehen interessiert. Er respektiert Sie nicht und ist unter Umständen sogar gefährlich. Brechen Sie den Kontakt ab!

ÜBUNG
Drehbuch für die emotionale Abgrenzung

Wer anderen gegenüber Grenzen setzen muss, braucht manchmal ein Skript, um seine Bedürfnisse effektiv zu kommunizieren. Die folgende Übung ist eine Zusammenstellung von Techniken, die ich im Laufe der Jahre gelernt und immer wieder mit meinen Patientinnen erprobt habe. Sie soll Ihnen helfen, sich darüber klar zu werden, was Sie wirklich brauchen.

Für diese Übung benötigen Sie wieder Ihr Notizbuch. Stellen Sie sich nun jemanden vor, den Sie um etwas bitten möchten:

Definieren Sie das **Problem**, mit dem Sie zu kämpfen haben.

Seien Sie präzise: »Als du mir gestern Abend gesagt hast, dass wir am Freitagabend auf jeden Fall zusammen ins Kino gehen werden, …«

Nicht: »Wenn wir am Freitagabend ausgehen, …«

Sagen Sie klar, was Sie **denken**. Vermeiden Sie jegliche Schuldzuweisungen.

Seien Sie auch jetzt genau: »Ich dachte in dem Moment: ›Es interessiert dich überhaupt nicht, was ich am Freitagabend machen will.‹«

Nicht: »Du warst mir gegenüber völlig ignorant!«

Formulieren Sie klar und deutlich **Ihre Gefühle** zu diesem Thema. Achten Sie darauf, das Thema nicht auszuweiten.

Bleiben Sie bei Ihren Gefühlen: »Ich habe mich ignoriert gefühlt und war wütend und traurig.«

Nicht: »Du regst mich immer wieder auf, und ich habe das Gefühl, dass ich dir eigentlich ganz egal bin!«

Formulieren Sie Ihre **Erwartungen** klar und deutlich.

»Ich bitte dich darum, mich in Zukunft zu fragen, was ich am Wochenende machen möchte, und nicht einfach über unsere gemeinsame Freizeit zu bestimmen.«

Nicht: »Du musst mehr Rücksicht nehmen!«

Denken Sie daran: Wenn Sie wissen, was Sie wertschätzen, und wenn Sie Ihre Gefühle entschlüsseln können, können Sie um das bitten, was Sie brauchen. Das Sakralchakra ist die energetische Öffnung, die eine Verbindung zu anderen Menschen herstellen kann, aber gleichzeitig auch signalisiert, was wirklich in Ihnen ist. Es ist wichtig, darauf zu achten, wie sich der Körper durch die Chakras anfühlt und wie das zentrale Nervensystem darauf reagiert.

Zusammenfassung

Um uns sicher zu fühlen, müssen wir verstehen, dass Grenzen nicht nur physischer Natur sind. Auch emotionale Grenzen spielen eine wichtige Rolle in gesunden Beziehungen. Wenn Sie in Ihrer Kindheit auf irgendeine Weise traumatisiert wurden, wurden Ihre emotionalen Grenzen nicht respektiert. Deshalb fällt es Ihnen vielleicht schwer, im Umgang mit anderen Menschen Ihre Grenzen zu erkennen – oder zu wissen, dass Sie überhaupt welche haben. Wenn Sie sich Ihrer körperlichen Signale über das Sakralchakra bewusst werden und Signale der Sicherheit über den Vagusnerv wahrnehmen, können Sie emotionale Grenzverletzungen spüren.

Um Ihre emotionale Ganzheit wiederzuerlangen, müssen Sie auch die Fähigkeit entwickeln, Ihren inneren Werten gegenüber präsent zu sein. Es ist wichtig, zu erkennen, wann andere Ihre Grenzen nicht respektieren, und Wege zu finden, diese Grenzen aufrechtzuerhalten. Das Infragestellen alter Erzählungen kostet Arbeit und erfordert Unterstützung. Gleichmut ist das Ergebnis von Präsenz im feinstofflichen und physischen System.

KAPITEL 6

DER GEIST UND DAS SOLARPLEXUS-CHAKRA

Das Solarplexus-Chakra (Nabelchakra) ist Ihr persönliches Energiezentrum. Es ist das schimmernde Licht, das Sie auflädt. In diesem Chakra liegt die Kraft zur Veränderung. Seine Energie spiegelt wider, wer Sie in der Welt sind und wie Sie mit anderen in Beziehung stehen. Der Solarplexus, auch Sonnengeflecht genannt, ist das »Selbst«, das Ihre Identität mit der Außenwelt, Ihren freien Willen in einem inkarnierten Körper und Ihren Wunsch, etwas zu erreichen, formt.

Nachdem sich die Grundbedürfnisse im Säuglingsalter entwickelt haben (Wurzelchakra) und die Verbindung zu Bezugspersonen und anderen Menschen hergestellt ist (Sakralchakra), beginnt man mit der Energie des Solarplexus-Chakras seinen Platz unter Gleichaltrigen zu finden.

Dieses Chakra befindet sich in der Mitte des Brustkorbs zwischen und unter den Lungenflügeln. Seine Farbe ist Gelb. Es leuchtet hell wie die Sonne und brennt auch manchmal wie die Sonne. Es ist das dritte der drei essenziellen Chakras (Hauptchakras), die für die Überlebensinstinkte zuständig sind, und es ist wie der Geist mit der Individuation, der Selbstwerdung, verbunden.

Der Geist ist in diesem Fall die Art und Weise, wie Sie Ihre Welt wahrnehmen – nicht die Funktion des Gehirns.[63] Wenn Sie Ihren Geist kennen, haben Sie die Kontrolle über Ihr Leben. Wenn Sie verstehen, dass Sie Ihre eigene Realität wahrnehmen, kann Ihnen das Raum zwischen Ihren Gedanken und Ihrem Körper geben.

Wahre Macht kommt aus dem Wissen, dass die Kontrolle der Außenwelt durch Ablenkungen eine Täuschung des Selbst ist.[64] Der Schlüssel zu einer ausgeglichenen Verbindung mit dieser Energiequelle liegt darin, Verantwortung für die eigenen Entscheidungen und Denkmuster zu übernehmen und zu erkennen, wenn sie einen in die Irre führen. Wenn Ihr Verstand sich weigert, die Dinge so zu sehen, wie sie sind, suchen Sie nach Illusionen. Das ist magisches Denken, Wunschdenken. Sie arbeiten hart daran, diese Illusionen aufrechtzuerhalten, und klammern sich an alte Geschichten, die Sie trösten, Ihnen aber wenig nützen. Dies führt zu verwirrenden Signalen der Sicherheit in Ihrem Körper, weil Sie eine Situation nicht richtig einschätzen können. Es gibt keine Möglichkeit, flexibel zu sein, wenn Sie mit magischem Denken arbeiten, weil Sie recht haben müssen, nur um die Illusionen aufrechtzuerhalten.

Aus dieser Perspektive ist Ihr Umgang mit Menschen von den Themen Macht und Ohnmacht geprägt.[65] Die Brille, durch die Sie das Leben sehen, ist darauf fokussiert, wer im Recht ist. Nach Macht zu streben, bedeutet, machtlos zu sein. Ihre Chakras und Ihre Energie im Allgemeinen werden dann verzerrt und geraten in unkontrollierte Schwingungen. Die Sonne, die Sie normalerweise auflädt, verbrennt Sie. Die Lebendigkeit wird zum Stillstand. Wenn dies geschieht, wird der Körper mit Aspekten der Vertrautheit, der Kommunikation, der Emotionen und des Begehrens überladen, und Sie haben Schwierigkeiten, eine echte Verbindung zu Ihrem Seelenselbst herzustellen. Dies kann dazu führen, dass das Energiezentrum des Solarplexus überlastet wird oder zum Stillstand kommt.

Den Geist auf das höhere Wohl auszurichten, einschließlich dessen, was das Beste in einem selbst ist, hilft, die Energie gleichmäßiger zu verbrennen. Empathie ist der Schlüssel. Die Anwendung mitfühlender Gedanken auf sich selbst und andere verlangsamt die Dinge und bringt sie ins Gleichgewicht. Wenn Sie Ihre Gedanken verstehen und neugieriger auf das sind, was dahintersteckt, können Sie Raum für Akzeptanz in Geist und Körper schaffen.[66]

Solarplexus-Chakra und Vagusnerv

Wenn Sie Ihr Wissen über den Vagusnerv und Ihre Denkstrukturen anwenden, haben Sie die Möglichkeit, die Energie in diesem Chakra zu kontrollieren. Der Vagusnerv verbindet den Solarplexus über den oberen Teil des Verdauungstraktes mit den Nieren und Nebennieren.[67] Dies ist das endokrine System, das wir in früheren Kapiteln besprochen haben.

Das Hormonsystem steuert, wann und wie der Körper auf Stress reagiert. Wenn Sie zu viel nachdenken, sich Sorgen machen, Vorwürfe machen, wütend sind oder recht haben wollen – alles Illusionen des Verstands – lösen Sie Kampf-, Flucht- und manchmal auch Erstarrungsreaktionen aus. Das emotionale Gehirn sendet Alarmsignale an den Körper, dass er in Gefahr ist. Dies äußert sich in einem brennenden Gefühl im Solarplexus, in der Ausschüttung von Cortisol, das der Körper nicht braucht, und in Darmproblemen, die medizinisch zu sein scheinen, aber nur emotionale und neurophysiologische Reaktionen auf Ihre gestressten Gedanken sind.

Gefahrensignale laufen über die nicht myelinisierten Nervenfasern, und der Körper sieht seine Grundbedürfnisse bedroht. Nicht nur das Solarplexus-Chakra ist dann überaktiviert, sondern auch die anderen essenziellen Chakras, das Wurzel- und das Sakralchakra. Es kann sein, dass Sie sich nach vorne beugen und Arme und Hände schützend auf den Bauch legen, weil der Bereich um den Solarplexus brennt. Oder Sie möchten am liebsten weglaufen, weil das System wegen mangelnder Sicherheit aktiviert ist und sich bewegen will.

Ein weiterer Aspekt des Geistes, auf den wir in späteren Kapiteln noch näher eingehen werden, hat damit zu tun, wie das Gehirn Informationen durch synaptische Veränderungen aufnimmt. Erinnerungen werden durch ein sehr komplexes System registriert, an dem alle drei Ebenen des Gehirns beteiligt sind. Es ist wichtig zu verstehen, dass Ihr Gehirn Informationen mithilfe von Neurotransmittern speichert, die entlang eines Systems von Nervenbahnen verlaufen.

Diese Nervenbahnen verstärken sich mit der Zeit. Wenn sich Ereignisse wiederholen, insbesondere wenn sich das Gehirn entwickelt und sich Gedanken und Überzeugungen als Wahrheiten verfestigen, werden Verhaltensweisen und Reaktionen intensiviert.

Vereinfacht ausgedrückt: Je öfter Sie einen Gedanken wiederholen, desto tiefer verankert sich die entsprechende Nervenbahn. Die Gedanken signalisieren dem zentralen Nervensystem ständig, dass es reagieren soll. Wenn dieses Muster wiederholt aktiviert wird, verschlüsselt sich die Information, und das Netzwerk speichert diese Muster als Wahrheit.

Keine Pille, keine Süßigkeit, keine Diät, keine Flasche Wein und keine Droge, mit der Sie versuchen, Ihr Unbehagen zu lindern, wird Sie auf Dauer retten. Aber wenn Sie verstehen, wie Ihr System überhaupt aktiviert wurde – in diesem Fall durch Ihre Denkmuster und die damit verbundenen Bedeutungen –, und Sie die Wunden aus Ihrer frühen Kindheit heilen, die Ihre heutige Realität prägen, dann werden Sie gesund. Die Beherrschung Ihres Geistes – zu wissen, was Sie denken und was Sie fühlen – hilft Ihnen, diesem menschlichen Paradox zu vertrauen, was Ihre Ängste verringern kann.

Unterschied zwischen Angst und Emotion

Angst ist eine physiologische Reaktion auf Ihren Gemütszustand. Sie wird durch widersprüchliche und beunruhigende Gedanken ausgelöst, die Reaktionen in Ihrem zentralen Nervensystem hervorrufen. Angst ist keine Emotion.

Emotionen sind die weicheren, tieferen und liebevolleren Energien, die zu verschiedenen Zeiten im Körper vorhanden sind und ihren Ursprung in der weisen Führung des Seelenselbst haben.[68] Emotionen können angenommen werden. Sogar Emotionen, die als schwierig und schmerzhaft empfunden werden, wie Traurigkeit, Wut oder Furcht, können letztendlich sanft sein. Unsere Emotionen zu begleiten, ist einfach und nicht bedrohlich, wenn wir verstehen, wie sie in unserem Körper entstehen und sich anfühlen.

Aber die Gedanken sind schnell und listig. Sie wollen Erfolge, keine Präsenz. Es ist leicht, sich von Gedanken, die sofortige Ergebnisse verlangen, in die Irre führen zu lassen. Gedanken sind widersprüchlich, manchmal hart. Sie können plötzlich auftauchen, und ehe man sichs versieht, sind sie schon wieder verschwunden.

Neuere Studien haben gezeigt, dass wir täglich Tausende von Gedanken haben.[69] Sie sind Ihre Sensoren und auf der Grundlage Ihrer bisherigen Erfahrungen in ständiger Alarmbereitschaft. Viele davon beziehen sich nicht auf Ihre aktuelle Situation, aber das wissen Sie nicht.

Wahrscheinlich können die meisten Menschen nicht zwischen Angst und Gefühl unterscheiden. Kinder, die in Alarmbereitschaft sind, erleben Emotionen wie Traurigkeit, Wut oder Einsamkeit mit einem Angstgemisch, das aus einem Mangel an körperlicher oder emotionaler Sicherheit resultiert. Es ist daher nicht verwunderlich, dass Sie als Erwachsener subtile Wege finden, sich von Ihrem Körper zu lösen. Ihr Verstand hat erkannt, dass das Empfinden von Emotionen das Gleiche ist wie das Erleben einer Bedrohung im zentralen Nervensystem.

Die eigene Identität entsteht aus dem, was man denkt und wie man seinen Platz in der Welt findet. Diese Eigenschaften, die Sie ausmachen, haben vielleicht widersprüchliche Vorstellungen darüber, wie Sie bestimmte Dinge angehen sollten. Es sind diese unterschiedlichen Überzeugungen, die Ihr sympathisches Nervensystem stimulieren können. Auch wenn bestimmte Perspektiven nur in Ihrem Kopf existieren, werden Sie die Auswirkungen auf Ihren ganzen Körper spüren. Ich bin ausgebildete IFS-Therapeutin. IFS steht für »Internal Family Systems«, ein therapeutischer Ansatz, der anerkennt, dass unsere Identität vielschichtig ist. Wie bei Familienmitgliedern können Ihre Gedanken und Ansichten darüber, wie ein Problem zu lösen ist, miteinander kollidieren. Haben Sie manchmal das Gefühl, dass Sie verschiedene Gedanken haben, sozusagen einen »Familienstreit am Esstisch«, wie ich es nenne?

ÜBUNG
Wie viele Gedanken?

Dies ist eine Übung, die ich mit meinen Patientinnen durchführe, um ihnen zu helfen, die verschiedenen – manchmal konträren – Perspektiven in ihrem Kopf zu sortieren. Sich die widersprüchlichen Gedanken als Menschen vorzustellen, kann helfen, die Angst vor einem Problem zu überwinden.

- Suchen Sie sich wie immer einen bequemen Platz, an dem Sie sitzen und etwas in Ihr Notizbuch schreiben können. Denken Sie daran, dass Sie sich in einem sicheren und angenehmen Raum befinden. Atmen Sie ein paarmal durch und konzentrieren Sie sich.
- Denken Sie an ein Problem, das Sie derzeit zu lösen versuchen. Schreiben Sie es auf, damit Sie sich darüber im Klaren sind, worum es geht. Achten Sie beim Schreiben auf Ihr Körpergefühl.
- Schreiben Sie dann Ihre Gedanken zu diesem Problem auf, auch wenn sie vielleicht widersprüchlich sind. Formulieren Sie die unterschiedlichen Meinungen, unabhängig davon, ob es viele oder wenige sind.
- Stellen Sie sich jeden dieser widersprüchlichen Gedanken als Mensch oder Archetyp (oder auch als Form oder Farbe) vor, der seine eigene Meinung zu der Situation hat.
- Wenn Sie sie sprechen lassen, geben Sie ihnen die Möglichkeit, sich hinter oder neben Sie zu stellen. Als wären sie echte Familienmitglieder, lassen Sie jeden an die Reihe kommen. Bitten Sie sie zu warten, bis der andere fertig ist. Was sehen Sie?

- Achten Sie beim Zuhören darauf, wie sich Ihr Körper anfühlt. Haben Sie Angst? Wenn ja, in welchen Körperbereichen? Atmen Sie durch und erinnern Sie sich daran, dass Sie in Sicherheit sind. Was die einzelnen »Familienmitglieder« zu sagen haben, ist ihre eigene Perspektive. Sie haben weder recht noch unrecht, sie betrachten ein Thema nur auf ihre eigene Weise.
- Nachdem alle ihre Meinung geäußert haben, danken Sie ihnen für ihre Beiträge. Lassen Sie sie wissen, dass sie gehört wurden, auch wenn Sie vielleicht anderer Meinung sind.
- Nehmen Sie nun Ihren Körper wahr. Ist er ruhiger?
- Diese Teile Ihres Geistes sind die Identitäten, die Sie benutzen, um Ihre Welt zu managen. Danken Sie ihnen für ihre guten Absichten.

Einsicht – die höhere Ausdrucksform des Geistes

Wenn Sie differenzieren, treffen Sie Entscheidungen auf der Grundlage von innerem Gewahrsein und sind auf Ihre Bedürfnisse eingestimmt. Sie sind präsent. Sie sind absichtlich gerecht. Unterscheidungsfähigkeit ermöglicht es Ihnen, intelligente, gesunde Entscheidungen zu treffen, die Ihr inneres Gewahrsein widerspiegeln. Es fühlt sich einfach richtig an, denn die Antwort auf die Frage kommt von einem tieferen Ort in Ihnen. Ihre Urteilskraft zeigt, dass Sie gesunde emotionale Grenzen besitzen, weil Sie wissen, was Ihnen wichtig ist. Sich selbst zu kennen, ist Ihre Kraftquelle.

Um unterscheiden zu können, brauchen Sie Gleichmut. Gleichmut ist das Streben nach Ausgeglichenheit und Wahrhaftigkeit in sich selbst. Dazu muss Ihnen bewusst sein, was Sie denken und fühlen, und wie Sie es kommunizieren. Einsicht reflektiert nicht nur ein Gewahrsein für sich selbst, sondern auch für andere. Wenn Sie verstehen, dass Ihre Erfahrung eine ganz eigene sein kann, können Sie Ihrem inneren Selbst treu bleiben und gleichzeitig offen für die Ideen und Realitäten anderer sein.

Wenn Sie innehalten und nachdenken können, sich mit Ihrem Körper auseinandersetzen, dann handeln Sie aus einer Position der sanften Stärke heraus. Ich betrachte Urteilskraft gerne als einen Muskel, der immer wieder angespannt werden muss, um in Form zu bleiben. Indem Sie sich der Reaktionen Ihres eigenen Systems bewusst werden, können Sie ein tieferes Gewahrsein für Ihren Geisteszustand entwickeln. Und Sie können einschätzen, wie Ihr Energiesystem auf die Menschen in Ihrer Umgebung wirkt.

In Japan gibt es den Ausdruck *kuuki wo yomu*. Frei übersetzt bedeutet das »die Luft lesen«. Es ist ein nonverbaler Ansatz, um auf die kollektive Stimmung der Menschen im Raum zu reagieren, oder auf die Wirkung, die Sie auf andere haben und wie deren System Ihr eigenes beeinflusst. Die Anpassung an die Körpersprache eines anderen ist eine Möglichkeit, eine Person zu verstehen und sich mit ihr zu verbinden. *Kuuki wo yomu* zwingt einen dazu, präsent zu sein.

Urteilen – die niedere Ausdrucksform des Geistes

Leicht ist der Geist, der nicht urteilt, denn darin liegt ein Leben in Frieden. Das Urteilen kennt keine Grenzen. Urteilen ist in Wirklichkeit der Versuch, die Privatsphäre und Integrität anderer zu verletzen. Wer urteilt, verurteilt und versucht, Beziehungen und den Ruf anderer zu schädigen. Urteilen bedeutet, sich von Menschen und Erfahrungen zu distanzieren. Es ist ein Versuch, durch Ablehnung zu kontrollieren.

Der Prozess des Beurteilens beinhaltet eine Komponente der Langeweile. Wenn Sie sich langweilen und nicht mögen, was in Ihnen vorgeht, suchen Sie nach Ablenkung, indem Sie andere verurteilen. Urteile sind psychologische Stützen, hinter denen Sie sich verstecken können. Sie sind ein Weg, um unangenehme, verleugnete Aspekte von sich selbst zu vermeiden. Verurteilen ist ein Versuch, die eigenen Verletzungen auf eine andere Person abzuwälzen. Wenn Sie offen (und innerlich) Zeit damit verbringen, über andere zu urteilen, nehmen Sie deren Karma in Ihre Seele auf.

Die Gewohnheit zu urteilen kann Illusionen nähren. Solche Illusionen sind schwer zu durchbrechen. Sie konservieren Dinge wie geringes Selbstwertgefühl, Ängste, Traurigkeit, Wut, die Sehnsucht nach Akzeptanz, zerbrochene Bindungen oder die Angst, verlassen zu werden. Wenn Sie keinen anderen Weg kennen, mit sich selbst umzugehen, halten Sie an den Schutzmechanismen des Geistes fest.

ÜBUNG
Blick in den Spiegel

Diese Übung verlangt von Ihnen, dass Sie sich selbst gegenüber sehr ehrlich sind. Manchmal müssen wir in die Unannehmlichkeiten unserer verleugneten Bewältigungsmechanismen eintauchen, um uns unseren Verletzungen zu stellen und unser Herz zu öffnen.

- Überlegen Sie, wann Sie das letzte Mal negativ über jemanden gesprochen haben. Was haben Sie gesagt?
- Achten Sie darauf, ob Sie defensiv werden, wenn Sie sich fragen, warum Sie das getan haben.
- Sucht Ihr Verstand nach einer Geschichte, die es rechtfertigt, so über diese Person zu sprechen? Nehmen Sie es einfach wahr.
- Atmen Sie, während Sie sich des Moments bewusst werden, in dem Sie über sie gesprochen haben.
- Verlangsamen Sie Ihren Geist und atmen Sie noch einmal tief durch.

- Fragen Sie sich nun: Was ist die Eigenschaft dieser Person, die ich an mir selbst nicht mag?
- Atmen Sie noch tiefer ein. Das ist der schwierigste Teil.
- Achten Sie darauf, was dabei in Ihrem Körper passiert.

Über den Aspekt von einer Person nachzudenken, den Sie zutiefst verabscheuen, und ehrlich darüber zu sein, wie dieser Aspekt Ihre eigenen verleugneten Anteile widerspiegelt, ist sehr mächtig. Es wird Ihnen nicht schaden und ermöglicht Ihnen tiefe Einsichten. Es erfordert Mut und Reife, derartig tief zu reflektieren.

Manchmal bedarf es der Hilfe einer Fachperson, um diese Frage zu beantworten. Die Eigenschaften, die wir an uns selbst nicht mögen, sind tief unter jahrzehntelangen Bewältigungsmechanismen vergraben, von denen wir glauben, dass wir sie brauchen. Die Verachtung des anderen bringt uns nicht näher zu uns selbst, im Gegenteil.

Taryns Geschichte: Wenn Angst die Familie beherrscht

Taryn identifiziert sich als nicht binär. Es war schwierig für sie, dies außerhalb der LGBTQ-Gemeinschaft zu kommunizieren. Als sie einmal mit ihren Eltern darüber sprechen wollte, drohten diese, sie in eine Einrichtung für Konversionstherapien [diese sind in den USA in einigen Bundesstaaten im Gegensatz zu Deutschland erlaubt, Anm. d. Red] zu schicken.

Zum Glück blieb Taryn das erspart, und sie kam stattdessen zu mir. Im ersten Monat war sie bei unseren Sitzungen so aufgeregt, dass es ihr schwerfiel, sitzen zu bleiben. Taryn hatte Mühe damit, ihre Geschichte zu erzählen, und konnte sich nicht lange auf ein Thema konzentrieren.

Taryns Eltern erwarteten zwar gute Noten von ihrem Kind, wollten aber nicht, dass Taryn ihre Kleinstadt verließ, um ein besseres College zu besuchen. Taryn setzte sich aber schließlich durch und schrieb sich an einem College in einer größeren Stadt ein, der Stadt, in der ich meine Praxis hatte. Um ihren Eltern einen Gefallen zu tun, fuhr Taryn jedes zweite Wochenende nach Hause. Ihnen zuliebe willigte sie auch ein, einer Familien-Tracking-App auf dem Handy zuzustimmen. Das sollte ihnen die Angst nehmen, dass Taryn etwas zustoßen könnte.

Noch dazu hatte Taryn eine Freundin, Sasha, die ähnliche Forderungen stellte und beispielsweise von Taryn verlangte, sich regelmäßig zu melden. Irgendwann war Taryn so erschöpft und überfordert von den Ansprüchen ihrer Lieben, dass sie begann, ihr System herunterzufahren. Sie litt an einer Nebenniereninsuffizienz und sagte, ihr Solarplexus sei ständig unruhig. Sie dissoziierte und hatte Mühe, in Seminaren gegenwärtig zu sein. Tagsüber schlief sie oft stundenlang. Sie erzählte mir, dass sie sich an den meisten Tagen so fühlte, als ob sie gar nicht in ihrem Körper sei.

»Wie finden Sie es, dass Sie Ihren Leuten ständig sagen müssen, wo Sie sind?«, fragte ich.

»Als wäre ich noch ein Kind. Ich will das nicht mehr.«

»Es ist nicht Ihre Aufgabe, sich um die Ängste anderer zu kümmern«, sagte ich.

Verstehen blitzte in Taryns Gesicht auf. »Oh, wow, ist es das, was ich mache?«

»Ängstliche Menschen denken oft, wenn sie die Dinge außerhalb ihrer selbst kontrollieren können, einschließlich ihrer Kinder, wird ihre Angst verschwinden.«

Taryn nickte. »Das kann ich mir gut vorstellen!«

»Und haben Sie das Gefühl, dass Sie ihnen helfen können, ihre Ängste zu überwinden, indem Sie sie bei Laune halten und das tun, was sie von Ihnen erwarten?«

»Ja, genau, so ist es!«

Wir entwickelten einen Plan, der feste Grenzen vorsah, wohl wissend, dass beide Elternteile eine Zeit lang versuchen würden, diese Grenzen wieder zu verschieben. Wir sprachen darüber, wie es die Energie aller Beteiligten auf natürliche Weise wiederherstellen würde, wenn sie Raum bekäme, um ihren eigenen »Kram« zu machen, anstatt ständig eine Ablenkung für ihre Eltern zu sein.

Anfangs mussten sich alle an die neue Situation gewöhnen, aber Taryns neue Grenzen wurden respektiert. Ihre Eltern versuchten immer weniger, sie auszuweiten. Auch Sasha respektierte Taryns Wunsch nach mehr Privatsphäre, da sie erkannt hatte, dass ihre früheren Forderungen der Beziehung abträglich gewesen waren. Bald hatte sich Taryn körperlich und emotional so viel Freiraum geschaffen, dass sie ihre eigenen Bedürfnisse wieder besser wahrnehmen konnte.

ÜBUNG

Anregung zum Schreiben: Gefühle konkretisieren

Lassen Sie uns herausfinden, wie Ihr Geist Gefühle interpretiert. Im Folgenden finden Sie eine Liste mit drei grundlegenden Gefühlen: Ärger, Freude und Traurigkeit. Wir wissen, dass es verschiedene Abstufungen dieser Gefühle gibt.

- Legen Sie in Ihrem Notizbuch drei Spalten an, mit den folgenden Überschriften:
    - Ärger
    - Freude
    - Traurigkeit
- Schreiben Sie unter jeder diese drei Basisemotionen Begriffe, die Sie mit ihr in Verbindung bringen können. Ein gewisses Maß an Ärger kann zum Beispiel Unmut sein, ein gewisses Maß an Freude kann Fröhlichkeit sein und ein gewisses Maß an Traurigkeit kann Ernsthaftigkeit sein.

- Schreiben Sie einfach drauflos und listen Sie unter jeder Emotion alles auf, was Ihnen dazu einfällt. Wenn Sie fertig sind, können Sie sich abschließend noch die folgenden Begriffe ansehen und gegebenenfalls Ihre drei Spalten ergänzen.

Beispiele für die Merkmale von Basisemotionen

Im Folgenden finden Sie eine ausführliche Liste mit Begriffen, mit denen die drei Basisemotionen ausgedrückt werden können:

- Qual
- Furcht
- Sorge
- Schrecken
- Horror
- Hysterie
- Kränkung
- Panik
- Schock
- Todesangst
- Befürchtung
- Schmerz
- Grauen
- Nervosität
- Gereiztheit
- Unbehagen
- Verdruss
- Freude
- Heiterkeit
- Belustigung
- Glückseligkeit
- Entzücken
- Ekstase
- Hochgefühl
- Vergnügen
- Euphorie
- Erleichterung
- Frohsinn
- Fröhlichkeit
- Herzlichkeit
- Wonne
- Jubel
- Zufriedenheit
- Behaglichkeit
- Optimismus
- Eifer
- Hoffnung
- Entlastung
- Enthusiasmus
- Begeisterung
- Rausch
- Hingabe
- grenzenlose Liebe
- Zuwendung
- Mitgefühl
- Zuneigung

- Liebe
- Empfindsamkeit
- Zärtlichkeit
- Enttäuschung
- Verärgerung
- Unmut
- Niederlage
- Niedergeschlagenheit
- Ablehnung
- Peinlichkeit
- Heimweh
- Hoffnungslosigkeit
- Einsamkeit
- Demütigung
- Verunsicherung
- Isolierung
- Beleidigung
- Vernachlässigung
- Verzweiflung
- Schwermut
- Elend
- Kummer
- Leid
- Schande
- Schuldgefühle
- Bedauern
- Gewissensbisse
- Verletzen
- Leiden
- Ängste

Diese Übung ist eine gute Gelegenheit, darüber nachzudenken, welche Gedanken, Erinnerungen oder Assoziationen Sie haben, die die Basisemotionen hervorrufen. Überrascht Sie etwas an den verschiedenen Ausprägungen dieser Emotionen?

Metakognition

Denken ist genau genommen eine Gewohnheit. Das meiste, was Ihnen durch den Kopf geht, haben Sie schon einmal gedacht, vielleicht denken Sie es schon seit Jahren. Wenn Sie Ihre Denkmuster erkennen, können Sie sie ändern. Sie können unterscheiden, wie Ihr Geist Emotionen erzeugt, und ein stärkeres Gewahrsein entwickeln, das andere Ergebnisse ermöglicht.

Metakognition ist sozusagen das Denken über das eigene Denken (»thinking about what you're thinking«[70]), eine fortgeschrittene

Form der Verarbeitung der inneren Welt. Metakognition ermöglicht es Ihnen, sich selbst beim Denken zu beobachten und die Auswirkungen der Gedanken auf Ihren Körper wahrzunehmen. Dieses Bewusstsein beeinflusst die Art und Weise, wie Sie mit Ihrer Umwelt interagieren, und erhöht Ihre Anpassungsfähigkeit. Sie können dann erkennen, dass Sie in einer Situation verschiedene Möglichkeiten haben und die Verantwortung für die von Ihnen getroffenen Entscheidungen übernehmen. Metakognitive Verarbeitung erfordert, dass Sie innehalten, um sich bewusst zu werden, was in Ihrem Kopf vorgeht und welche verschiedenen Formen Ihr Denken annimmt, einschließlich objektiver und subjektiver Muster.

Objektivität basiert auf Fakten, wie Zahlen und Messungen. Sie kann im Allgemeinen auf lineares Denken angewendet werden, da sie Messungen und Ergebnisse erfordert. Wissenschaftliches Denken beruht auf Objektivität. Objektives Denken bedeutet, dass man versucht, unvoreingenommen zu sein. Ein Ziel zu haben, ist etwas anderes. Es ist normalerweise das Ergebnis des Denkens und bedeutet, dass man auf ein Endziel hinarbeitet, aber nicht notwendigerweise, dass man objektiv denkt.

Subjektive Realitäten sind das, was wir glauben, was passiert. Wir verwenden Subjektivität, wenn wir Entscheidungen auf der Grundlage persönlicher Erfahrungen, Gefühle, Vorlieben oder gewünschter Ergebnisse treffen. Subjektives Denken läuft auf den persönlichen Geschmack hinaus, oder vielleicht auf das, was wir von einer Situation erwarten. Diese Art des Denkens wird auch durch Familienerzählungen und Kindheitserfahrungen geprägt.

Haben Sie und Ihre Geschwister schon einmal Geschichten aus Ihrer Kindheit ausgetauscht? Sind Sie überrascht, wenn die anderen eine andere Version einer Geschichte erzählen als Sie? Diese andere Version ist nicht falsch. Sie spiegelt einfach die Art und Weise wider, wie die anderen die gemeinsame Erfahrung interpretiert haben.

Metakognition ist eine Möglichkeit, die Ergebnisse in Ihrem zentralen Nervensystem und Ihren Chakras zu beeinflussen. Wenn Sie

Ihre Denkmuster erkennen und sich der Ursache und Wirkung eines Gedankens auf Ihren Körper bewusst sind, können Sie genügend geistige Flexibilität entwickeln, um gegebenenfalls auf eine ventral-vagale Beruhigung hinzuarbeiten. Wie Ihr Narrativ Sicherheit oder Unsicherheit für das System erzeugt, ist Teil des »Denkens über das eigene Denken«. Achten Sie einfach mehr auf Ihre Gedanken. Und achten Sie auch auf Ihren Herzschlag, das Gefühl in Ihrem Bauch, Ihre Atmung und die Energie in Ihren Chakras. Nicht Ihre Gedanken sollen Sie beherrschen, sondern Sie Ihre Gedanken.

ÜBUNG
Das Johari-Fenster

Das Johari-Fenster ist eine großartige Übung zur Selbsterkundung.[71] Sie kann Ihnen helfen, den Unterschied zwischen Ihrer Selbstwahrnehmung und der Fremdwahrnehmung durch andere zu verstehen. Die vier Quadranten des Fensters stehen für Persönlichkeitsmerkmale, die Ihnen vielleicht bewusst sind oder auch nicht. Sie beginnen mit dem Feld links oben und fahren mit dem Feld links unten fort. Danach folgt das Feld rechts oben und schließlich das Feld rechts unten, das die größte Herausforderung darstellt und wahrscheinlich auch die meiste Zeit in Anspruch nehmen wird.

- Das erste Feld (»Öffentliche Person«), das vielleicht am einfachsten zu bearbeiten ist, enthält die Teile Ihrer Persönlichkeit, die Sie selbst und andere kennen.
- Im zweiten Quadranten (»Mein Geheimnis«) sind Sie aufgefordert, die Aspekte Ihres Selbst zu erforschen, die anderen unbekannt sind. An dieser Stelle ist es hilfreich, den Unterschied zwischen Privatsphäre und Schamgefühlen zu verstehen. Zur Privatsphäre gehören die Dinge, die Sie nur mit denen teilen, denen Sie vertrauen. Geheimnisse hingegen sind mit Scham verbun-

den. Das sind die Dinge, die Sie vor anderen verbergen, weil sie Ihnen peinlich sind. Wenn Sie das Johari-Fenster ausfüllen und feststellen, dass Sie einige der Aspekte eigentlich lieber geheim halten würden, möchte ich Sie ermutigen, sich nicht weiter zu schämen. Wenn solche Geheimnisse aufgearbeitet werden, werden sie in der Regel zwar zur Privatsphäre gehören, aber nichts sein, dessen Sie sich schämen müssen.
- Im rechten oberen Bereich (»Blinder Fleck«) stehen Verhaltensweise und Eigenschaften, die Freunde und Familie an Ihnen bemerken und die Sie bei sich selbst aber nicht wahrnehmen. Dies ist eine wunderbare Möglichkeit, Emotionen zu ergründen und sich emotional zu öffnen.
- Das Feld rechts unten (»Unbekanntes«) ist dasjenige, das am meisten zum Nachdenken anregt. Welche Facetten von sich selbst sind weder Ihnen noch anderen bekannt? Einer der Wege in diesen Quadranten besteht darin, sich bewusst zu machen, wie Sie denken. Was sind die Muster? Das erfordert etwas Überlegen und Zeit. Durch Meditation können Sie diese Verbindung zu sich selbst vertiefen.

Diese unbekannten Seiten müssen nicht unbedingt peinlich oder schmerzhaft sein. Es kann sich auch um tief verborgene Wünsche handeln. Ein Beispiel aus meinem eigenen Leben ist die Entscheidung, den Beruf zu wechseln und Therapeutin zu werden. Mein persönlicher Antrieb im Leben war spirituelles und psychologisches Wachstum, und ich bewunderte Menschen in therapeutischen Berufen. Der Keim war schon immer da, aber ich hatte nie daran gedacht, einen solchen Beruf zu ergreifen, bis mich Veränderungen in meinem Leben dazu brachten, tiefer in mich zu gehen. Ich musste mich fragen: Was treibt mich an und was will ich mit meinem Leben noch anfangen? Manchmal braucht es Ereignisse außerhalb von uns, damit wir die Qualitäten in uns verstehen.

Das Johari-Fenster

	Mir bekannt	Mir unbekannt
Anderen bekannt	Öffentlich/ Äußere Merkmale	Blinder Fleck
Anderen unbekannt	Geheim/Fassade	Unbekannt

Abbildung 2: Das Johari-Fenster

Wie Sie Ihren Geist kultivieren, um einem höheren Zweck zu dienen

Wenn Ihre Gedanken Sie ständig unter Stress setzen, sind Sie wahrscheinlich nicht sehr liebevoll zu sich selbst oder zu Ihrem Umfeld. Die größte Herausforderung besteht darin, die Überzeugungen zu erkennen und zu bekämpfen, die Ihre Ängste schüren und destruktives Verhalten hervorrufen. Im Folgenden finden Sie eine Liste mit einigen dieser Denkmuster. Erkennen Sie sich darin wieder? Diese Liste kognitiver Verzerrungen ist lose aus der kognitiven Verhaltenstheorie abgeleitet, wurde aber im Laufe der Jahre durch andere Quellen ergänzt.[72]

- **Alles oder nichts:** »Entweder so oder gar nicht.« Führt zu Einschränkungen und Einseitigkeiten. Man ist in seinem Denken erstarrt, es gibt keine Zwischenstufen mehr.
- **Katastrophisieren:** Überbewertung möglicher Konsequenzen (»Wenn das nicht passiert, ist das Leben vorbei.«). Führt zu einer andauernden Übererregung des sympathischen Nervensystems.
- **Logisch:** »Das ergibt keinen Sinn.« Hält von Gefühlen ab.
- **Gedanken lesen:** Voreilige Schlüsse (»Ich weiß, was du denkst.«). Kann passiv-aggressive Verhaltensweisen zur Folge haben.
- **Etikettierung:** »Wir wissen ja, wie die sind.« Dies führt zu rassistischer, frauenfeindlicher oder menschenfeindlicher Aggression.
- **Verharmlosung:** »So schlimm ist es doch gar nicht.« Dies mündet im Abschalten von Emotionen oder in der Verleugnung der eigenen oder fremden Realität.
- **Abwertung des Positiven:** »Es war ein reiner Zufall, dass es so gut ausgegangen ist.« Dies kann zur Entstehung einer Depression beitragen.
- **Sollte-Sätze:** Wird auch »Sollte-Tyranneien« genannt. (»Du solltest etwas tun, anstatt zu faulenzen.«) Dies ist eine Unfähigkeit, präsent zu sein.
- **Personalisierung:** »Die Leute auf dieser Party mögen mich nicht.« Dies rechtfertigt die Opferrolle.

ÜBUNG
Solarplexus-Meditation

Die achtsame Beobachtung der eigenen Gedanken führt auf natürliche Weise zu einem ruhigeren Geist und Körper. Tara Brach, buddhistische Mönchin und Autorin, schlägt vor, die Fähigkeit zu nutzen, die eigenen Gedanken zu identifizieren. Wenn zum Beispiel Urteile auftauchen, benennen Sie sie: »Urteil, Urteil, Urteil«.[73] Das hilft Ihnen, sich von der Illusion zu befreien, dass Ihre Gedanken die einzige Wahrheit sind. Ihr sympathisches Nervensystem und die Körperregion um den Solarplexus werden sich dann beruhigen. Außerdem schlage ich vor, dass Sie, wenn Sie aufkommende Angst spüren, den Gedanken »Ich bin sicher« anbieten und darauf achten, wie er Ihre Erfahrung beeinflusst.

- Sitzen Sie still auf einem Stuhl oder Kissen Ihrer Wahl. Achten Sie darauf, dass Ihre Wirbelsäule gerade, aber nicht steif ist.
- Legen Sie eine Hand auf Ihren Solarplexus und verbinden Sie sich mit der Lebenskraft in diesem Teil Ihres Körpers.
- Verändert sich die Energie, wenn Sie Ihre Handfläche auf dieses Chakra legen?
- Legen Sie die andere Hand auf den Oberschenkel, um das Gleichgewicht zu halten, und schließen Sie die Augen.
- Konzentrieren Sie sich auf die Qualität Ihres Atems, ohne die Art und Weise Ihrer Atmung zu verändern.
- Achten Sie auf Ihre Atemzüge. Wohin strömen sie in Ihren Körper? Sind sie kühl? Warm?
- Wenn Gedanken auftauchen, seien Sie neugierig, ohne sie zu Ende zu denken.

- Sagen Sie zu sich selbst: »Das ist ein Gedanke.« Bewerten Sie den Gedanken nicht. Lassen Sie ihn vorbeiziehen und konzentrieren Sie sich wieder auf Ihren Atem. Benutzen Sie Ihren Atem als Erdungspunkt.
- Nehmen Sie wahr, wie der Atem auf dieses Energiezentrum in Ihrem Körper wirkt.
- Erinnern Sie sich daran, dass Sie in Sicherheit sind. Achten Sie darauf, wie sich dieses Bewusstsein auf den Solarplexus auswirkt.
- Verändert das Wissen, dass Sie sicher sind, die Qualität der Energie in Ihrem Chakra?

Geistige Grenzen

Im vorangegangenen Kapitel haben wir darüber gesprochen, wie man emotionale Grenzen setzen kann, indem man sich darüber klar wird, was einem wichtig ist. Nun kommen wir zu den mentalen Grenzen, deren Bedeutung nicht unterschätzt werden sollte. Die Art und Weise, wie Sie denken, ist ebenso wichtig für Ihre Verankerung wie die Art und Weise, wie Sie fühlen. Beides zusammen schafft eine Ganzheit in Ihnen und definiert Sie als eigenständiges Individuum.

Klarheit im Denken ist eine Grenze. Wenn Sie sicher sind, was Sie denken, können Sie auch anderen gegenüber klar sein, und es wird keine Irritationen geben.

Eine der Methoden, mit denen Menschen versuchen, die mentalen Grenzen anderer zu verletzen und ihre psychische Energie zu stehlen, ist die Verleugnung der Realität der Person. »Gaslighting« ist ein populärpsychologischer Begriff, der nach einem englischen Spielfilm benannt wurde.[74] Es handelt sich dabei um eine Form der Manipulation, die darauf abzielt, jemanden an seinen Überzeugungen, Erinnerungen oder Wahrnehmungen zweifeln zu lassen. Das Motiv ist die Ausübung von Macht über das Opfer.

Eine unsichere Person wird alle möglichen anderen Taktiken anwenden, um jemanden zu verwirren. Sie ist sich vielleicht nicht einmal bewusst, dass sie dies tut, denn die Vorstellung von mentalen Grenzen, von der Möglichkeit, eigene Gefühle, Gedanken und Wünsche zu haben und zu verteidigen, ist selten ein Thema, wenn es um gesunde Arten des Seins geht.

Lernen Sie Ihren Geist kennen. Hören Sie auf Ihr »Bauchgefühl«. So schaffen Sie sich eine starke Identität. Nutzen Sie die Energie Ihres Körpers. Die drei essenziellen Chakras werden Sie nicht in die Irre führen, sondern Ihnen vielmehr helfen, Ihre einzigartige Wahrheit zu verstehen. Die Energie Ihrer Chakras, die aus den Botschaften Ihres zentralen Nervensystems resultiert, ist die Energie Ihrer Seele. Wenn es etwas in Ihrem Leben gibt, das Sie nicht in die Irre führt, dann ist es Ihre Seele.

ÜBUNG

Anregung zum Schreiben: Realität mit realen Menschen ist relativ

Wir haben schon oft über die Subjektivität Ihrer Gedanken gesprochen. Sie zu identifizieren und sie mit der äußeren Welt abzugleichen, hilft Ihnen, Ihre Realität zu bestimmen. Wenn Sie Ihre Gedanken regelmäßig aufschreiben, wird sich Ihre Realität offenbaren.

Wenn wir mit unserer Familie zusammen sind, stimmt unsere Realität manchmal nicht mit der der anderen Familienmitglieder überein. Das kann frustrierend und sogar schmerzhaft sein. Mithilfe der folgenden Schreibanregungen können Sie herausfinden, wie Sie Ihren Platz in der Familie oder im Freundeskreis wahrnehmen.

- Erinnern Sie sich an eine Situation, in der Ihre Realität nicht mit der eines Eltern- oder Geschwisterteils oder einer anderen nahestehenden Person übereinstimmte?

- Was ist Ihrer Meinung und der Meinung dieser Person nach passiert (oder nicht passiert)?
- Wie hat sich die Situation auf Sie ausgewirkt? Hat sich die andere Person geäußert, wie sie die Situation empfunden hat?
- Sind Sie und die andere Person sich einig, dass Ihre Ansichten über die Situation unterschiedlich sind?
- Wie sind Sie zu der Einigung gekommen?

Denken Sie daran: Nur weil Sie eine andere Realität haben als eine andere Person, hat diese nicht unbedingt unrecht. Raum geben für das, was andere denken, bedeutet, Grenzen von »außen« zu ziehen. Anzuerkennen, dass man anderer Meinung ist, ohne die eigenen Überzeugungen, Ideen und Lebensweisen aufzugeben, erfordert Übung und Vorsatz.

Zusammenfassung

Der Geist ist Ihre Identität und Ihre Wahrnehmung der Welt – Ihre Vorstellungen und Ihre Art zu denken. Ihr Geist ist eine innere, persönliche Information darüber, wie Sie Ihren Erfahrungen einen Sinn geben. Der Solarplexus reflektiert diese Energie, da er sich mit der Gemeinschaft verbindet und Sie auffordert, Ihre Lebensziele zu erreichen. Metakognition hilft Ihnen zu verstehen, wie Sie denken und wahrnehmen. Mit Achtsamkeit schaffen Sie Raum zwischen sich und Ihren Gedanken. Das Gehirn und das zentrale Nervensystem beeinflussen Ihre Gedanken auf der Grundlage neuronaler Muster, die in Ihrem Gehirn feuern und Signale an das Nervensystem senden. Diese Muster haben sich seit Ihrer Kindheit entwickelt. Wenn sie durch Kindheitstraumata oder verletzende Familienbotschaften entstanden sind, kann Ihnen ein Traumatherapeut helfen, Ihr Gehirn neu zu vernetzen.

KAPITEL 7

MITGEFÜHL UND DAS HERZCHAKRA

Das Herzchakra ist das Tor zur Seele. Sein Kern ist liebevolles Mitgefühl. Wenn Sie ein gebrochenes Herz haben, fühlen Sie sich von denen getrennt, die Ihnen wichtig sind. Dieses Energiezentrum liegt tief in den ventral-vagalen Fasern, die mit dem Herzen verbunden sind. Es bildet dementsprechend das »Herz«, das Zentrum des Chakrasystems, und wenn es frei und offen ist, können Sie auf die gesunden Energien aller anderen Chakrapunkte zugreifen.

Die diesem Chakra zugeordnete Farbe ist Grün, die Farbe des Wachstums. Da Grün eine Mischung aus Gelb und Blau ist – den Farben des Solarplexus unten und des Kehlkopfchakras oben –, liegt es nahe, dass dieses Chakra eine Übergangsenergie darstellt. Es zieht uns empor und nach innen. Mit dem Herzchakra beginnt Ihre Reise in die liebevolle Begegnung zwischen Ihrem menschlichen Selbst und Ihrem Seelenselbst. Mit den geerdeten Energien der essenziellen Chakras, die den Kern Ihrer menschlichen Erfahrung bilden, steht das Herzchakra am Anfang Ihrer spirituellen Entwicklung. Es verbindet Sie mit dem, was Sie bereits sind, und mit dem Gewahrsein jenseits der irdischen Sphären.[75]

Das Herzchakra kann beruhigen und heilen. Wenn das Herzchakra klar ist, fließt das Licht der Seele durch den Körper. Diese Energie erneuert das ganze System. Klares Seelenlicht strahlt nach außen. Sie haben dann die Möglichkeit, liebevolle Verbundenheit und Freundlichkeit zu verbreiten, weil Sie in Ihrem Seelenselbst geerdet sind.

Wäre unsere Welt nicht besser dran, wenn wir alle mehr in unserem Herzen zentriert leben würden?

Die Verbundenheit mit anderen erleichtert es zu verstehen, was jemand vielleicht gerade durchmacht. Mitgefühl, für sich selbst wie für andere, sorgt für Wohlbefinden.[76] Diese Energie ist immer da.

Wenn Sie sich Ihrem Herzchakra öffnen, entsteht eine sanfte Wachheit. Sie können zur Ruhe kommen und präsent sein, Gleichmut erfahren. Das schafft Raum, um Einsicht und Intuition zu nutzen und ehrliche Entscheidungen zu treffen. Ihre Kraft liegt in dieser tiefen Verbindung zu Ihrem Seelenselbst, denn dort sind Frieden und Wohlbefinden zu Hause.

Durch die Lektüre dieses Kapitels, das ganz dem Herzen und dem Herzchakra gewidmet ist, werden Sie die Bedeutung der Selbstberuhigung besser verstehen. Dies wird Ihnen helfen, leichter Zugang zu Ihrer intuitiven Natur zu finden und auf Ihre Fähigkeit zu vertrauen, sich rundum wohl- und sicher zu fühlen.

Herzchakra und Vagusnerv

Das Herz ist von ventral-vagalen Nervenfasern umgeben. Diese Fasern bewegen sich schneller und leiten und senden Signale durch Ihr System. Der ventral-vagale Ast des Vagusnervs steuert die Herzfrequenz und die Atmung. Dieser Nerv ist mit den Hirnnerven verbunden und reguliert Stimmklang, Sprache, Gesichtsausdruck und Augenbewegungen. Er hilft bei der Anpassung des Herzrhythmus, was wiederum den anderen Organen signalisiert, dass sie nicht mehr in höchster Alarmbereitschaft sein müssen.[77]

Wenn Sie Ihre Herzfrequenz und Ihre Atmung kontrollieren, können Sie Ihr System beruhigen. Die Gesundheit des Vagusnervs zeigt sich an der Herzfrequenzvariabilität oder der Zeitspanne zwischen den Herzschlägen. Wie schnell das Herz nach einem vorübergehend beschleunigten Herzschlag wieder zur Ruhe kommt, ist ein Indikator für ein gesundes Nerven- und Herz-Kreislauf-System.

Die Wahrnehmung sozialer Signale – das intuitive Erspüren der Gefühlslage anderer Menschen –, um zu erkennen, ob eine Situation sicher ist, ist überlebenswichtig. Dieser jüngere Teil des Vagusnervs hat sich vor etwa 200 Millionen Jahren entwickelt, um dem Menschen die Einschätzung zu erleichtern, in welcher Gruppe er am besten überleben kann.[78] Wir Säugetiere müssen uns mit anderen verbinden, um langfristig überleben zu können.

Wenn das Herz seinen eigenen Willen hätte, würde es die ganze Zeit schnell schlagen. Um eine Metapher aus dem Automobilbereich zu verwenden: Wenn der ventrale Vagusnerv dem Sympathikusnerv, also der Kampf-oder-Flucht-Reaktion, nachgibt, ist das so, als würde man die Handbremse eines an einer Steigung geparkten Autos lösen.

Bei Menschen, die ein komplexes Trauma erlitten haben (anhaltendes Trauma in der Kindheit), kann der Herzschlag gestört sein. Die Sicherheitssignale sind falsch verdrahtet, da die Person möglicherweise nicht unterscheiden kann, bei wem sie sich sicher fühlen kann und bei wem nicht. Laut Dr. Peter Levine, der eine Methode zur Überwindung von traumatischem Stress entwickelt hat, die »Somatic Experiencing« genannt wird, stellt sich die natürliche Selbstregulation des Nervensystems (und damit auch der normale Herzschlag) wieder ein, sobald das Trauma aufgelöst ist.[79]

ÜBUNG

Sei still, mein schlagendes Herz

Diese Meditation leitet sich aus der bereits erwähnten polyvagalen Perspektive ab und soll Ihnen helfen, Ihre Herzfrequenz wahrzunehmen und zu kontrollieren. Wie immer sollten Sie einen sicheren und bequemen Sitzplatz finden und Ablenkungen vermeiden.

- Achten Sie auf Ihre Herzfrequenz. Spüren Sie Unterschiede beim Ein- und Ausatmen?

- Legen Sie eine Hand auf Ihr Herz und spüren Sie Ihren Herzschlag.
- Sobald Sie das Gefühl haben, im Einklang mit dem Herzschlag zu sein, machen Sie die Körperreise wie in Kapitel 4 beschrieben. Achten Sie bewusst auf Verspannungen im Kopf, im Kiefer und im Nacken-Schulter-Bereich. Laden Sie den Atem ein, die Verspannungen in diesen Bereichen zu lösen. Behalten Sie die Hand auf dem Herzen und richten Sie nun Ihre Aufmerksamkeit auf die Arme, den Rücken, die Hüften und die Beine. Atmen Sie einfach.
- Am Ende der Körperreise langsam und kontrolliert durch die Nase einatmen und den Atem einige Sekunden tief in der Lunge halten.
- Nach einer Weile lassen Sie den Atem langsam wieder los. Stellen Sie sich vor, Sie blasen in eine Flöte. Langsam und kontrolliert.
- Wie fühlen Sie sich? Hat sich Ihr Herzschlag verändert?

Beim Ausatmen schlägt das Herz langsamer. Wenn es Ihnen gelingt, eine bedächtige Ausatmung beizubehalten, wird es Ihnen Ihr Herz auf lange Sicht danken.

Von Herz zu Herz

Unser zentrales Nervensystem hat ein angeborenes Bedürfnis, sich mit anderen zu verbinden. Dies wird als Co-Regulation durch das polyvagale System bezeichnet.[80] Wenn wir als Heranwachsende keine liebevollen Berührungen oder Botschaften der Zugehörigkeit erhalten, fühlen wir uns ungeschützt. Die Sehnsucht nach Verbundenheit wird zu einer viszeralen Erfahrung. Unser Nervensystem registriert den Mangel an Sicherheit und sendet Gefahrensignale aus. Eine nur minimale Bindung in der Kindheit prägt die Art und Weise, wie wir als Erwachsene in Beziehungen mit Intimpartnern und anderen Menschen interagieren.

Zugehörigkeit ist ein natürlicher Instinkt, und wenn wir uns sozial ausgegrenzt oder isoliert fühlen, entwickeln wir Stresssymptome und langfristig möglicherweise körperliche Krankheiten. Einsamkeit wirkt sich auf die Herzfrequenzvariabilität aus, was wiederum unsere Fähigkeit beeinträchtigt, einen Zustand der Ruhe zu erreichen. Wenn wir keine Menschen finden, bei denen wir uns sicher fühlen, greifen wir nach Dingen, um uns selbst zu beruhigen.

Einsamkeit ist ebenso eine gefühlte Erfahrung wie Liebe und Zugehörigkeit. Suchen Sie Kontakt zu Menschen, denen Sie vertrauen können. Erlauben Sie Ihrem Nervensystem, sich durch Lachen, Geborgenheit und Freundschaft zu verbinden. Seien auch Sie für andere da und schaffen Sie Raum für die gegenseitige Erfahrung einer sicheren Verbindung.

Die Geschichte von Chris: Co-Regulation

Chris kam vor einigen Jahren zu mir, weil er nach einem Jahrzehnt aktiven Militärdienstes an einer posttraumatischen Belastungsstörung litt, die sich negativ auf seine Ehe und sein Studium auswirkte. Die Therapie erstreckte sich mit Unterbrechungen über einige Jahre. Jedes Mal, wenn Chris wieder eine neue traumatische Reaktion bemerkte, rief er mich an und wir arbeiteten an dem Trauma.

Mithilfe von Eye Movement Desensitization and Reprocessing (EMDR) konnten viele seiner Traumareaktionen gelindert oder verändert werden. Durch diese Arbeit war Chris traumaerfahren geworden. Er war in der Lage zu erkennen, wann sein Gehirn und sein zentrales Nervensystem überreizt waren, konnte echte und vermeintliche Bedrohungen entschlüsseln und verstand, was sie auslöste. Wenn er Sympathikusreaktionen in Situationen zeigte, die nicht bedrohlich waren, bekam er sie mit den erlernten Techniken in den Griff. Chris arbeitete als Buchhalter und hatte mit seiner Frau Joanie gerade ein Haus gekauft.

Als er einmal zu mir kam, war er völlig erschöpft. »Diese Gewitter letzte Nacht waren der Horror für mich. Ich konnte überhaupt nicht schlafen.« Er rieb sich die Augen und fügte hinzu: »Zu allem Überfluss ist Joanie diese Woche auf Geschäftsreise. Ich bin fast die ganze Nacht auf und ab gegangen.«

»Was war das Schlimmste für Sie?«

»Das Donnern«, sagte er. »Es löste keine Flashbacks aus, aber ich wurde unruhig. Als würde etwas fehlen. Ich fühlte mich ängstlich.«

Wir bearbeiteten die Reaktion auf das Donnern mit EMDR, dann gab ich ihm einige Hausaufgaben auf.

»Der Wetterbericht sagt für heute Abend weitere heftige Gewitter voraus«, sagte ich, »also müssen Sie mit Ihrem Hund kuscheln.«

»Wie bitte?«, lachte er.

»Erinnern Sie sich, dass wir in all den Jahren viel über die Regulation Ihres Vagusnervs gesprochen haben?«

»Ja. Natürlich.«

»Nun, man kann sein Nervensystem beruhigen, indem man sich auf das Nervensystem eines anderen einlässt. Es muss nicht immer ein Mensch sein, aber es muss sich sicher anfühlen«, sagte ich. »Sie machen das intuitiv mit Joanie, aber sie ist ja dummerweise gerade nicht da.«

»Langsam verstehe ich …«

»Wenn Sie mit jemandem zusammen sind und sich sicher fühlen, beruhigt sich Ihr Herzschlag. Ihr Hund freut sich über die Aufmerksamkeit, und Sie beruhigen den sympathischen Ast des Vagusnervs.«

»Cool. Das mache ich!«

ÜBUNG
Anregung zum Schreiben: Von den fünf Sinnen zum »Wissen«

Die Einstimmung auf die Energie des Herzchakras ist der Schlüssel, um Mitgefühl für sich selbst und für andere zu empfinden. Diese Einstimmung beruhigt. Wenn Sie ruhig sind, ist das ein Zeichen dafür, dass Sie sich auf die ventral-vagale Energie einlassen. Ihr Körper registriert, dass Sie sicher sind, und Sie strahlen Sicherheit für sich selbst und die Menschen um Sie herum aus. Durch die ventrale Vagusaktivität können Ihre Kampf-, Flucht- oder Erstarrungsreaktionen eine Pause einlegen. Den fünf Sinnen Sicherheit zu vermitteln, ist ein guter Weg, um Zugang zu Ihrem »sechsten Sinn«, der intuitiven Verarbeitung, zu bekommen.

- Stimmen Sie sich zunächst auf die Gerüche ein, die Sie umgeben. Nehmen Sie sich etwas Zeit, um alle Geruchsnoten wahrzunehmen. Schreiben Sie in Ihrem Notizbuch auf, was Sie riechen, und außerdem, wie die Düfte auf Sie wirken.
- Nehmen Sie nun die Dinge um sich herum visuell wahr. Achten Sie auf Farben, Strukturen, die Art und Weise, wie sich das Licht im Raum verteilt. Schreiben Sie auf, was Sie sehen und wie es Sie beeinflusst.
- Stimmen Sie sich auf Ihren physischen Raum ein. Nehmen Sie wahr, wie sich Ihr Körper in der Kleidung und auf dem Stuhl anfühlt, wie sich der Stift und das Notizbuch anfühlen. Notieren Sie diese Erfahrungen auf und beschreiben Sie außerdem, wie sich diese körperlichen Empfindungen auf Sie auswirken.
- Stimmen Sie sich auf die Geräusche um Sie herum ein. Seien Sie eine Weile still und hören Sie genau hin. Achten Sie zuerst auf die Geräusche, die Ihnen am nächsten

erscheinen, und dann auf die, die vielleicht weiter entfernt sind. Schreiben Sie auf, was Sie hören und wie diese Geräusche auf Sie wirken.

- Achten Sie schließlich auf die Geschmacksrichtungen, die Sie in Ihrem Mund wahrnehmen. Haben Sie gerade an einem Getränk genippt? Schmecken Sie Ihre letzte Mahlzeit? Notieren Sie, was Sie wahrnehmen und wie Sie sich dabei fühlen.
- Legen Sie nun das Notizbuch weg und stimmen Sie sich auf Ihren Herzraum ein. Atmen Sie tief durch. Lassen Sie Ihren Körper wissen, dass er sicher ist. Erlauben Sie, dass sich dieses Gefühl der Sicherheit in Ihrem Körper ausbreitet.

Liebe – die höchste Form der Empathie

Mit dem Wort »Liebe« verbindet fast jeder etwas: Glückshormone, Blumen zum Valentinstag oder den Gang zum Traualtar. Immer wieder wird der Begriff aber auch mit Handlungen in Verbindung gebracht, die eigentlich unvereinbar zu sein scheinen, wie zum Beispiel sexueller Missbrauch.

»Liebe« ist ein Wort mit unglaublich vielen Bedeutungen. Alles Mögliche kann damit gemeint sein: extreme Vorlieben, Sehnsüchte, Begierden, Lieblingsgeschmäcker, Faszination, übermäßige Anhänglichkeit an Dinge und Menschen oder auch sexuelle Besessenheit. Liebe wird mit Wert gleichgesetzt. Menschen, die in ihrer Kindheit widersprüchliche Botschaften darüber erhalten haben, ob sie liebenswert sind oder nicht, neigen als Erwachsene dazu, komplizierte Beziehungen einzugehen, manchmal mit verheerenden Folgen für ihre Psyche.

Sprache kann sowohl befreiend als auch einschränkend sein. Was wäre, wenn wir die Definition des Wortes »Liebe« auf »Wert« eingrenzen würden? Was kommt Ihnen dann in den Sinn? Selbstwertgefühl? Wertschätzung für andere? Wie fühlt sich das an?

Welche Verben würden Sie anstelle von »lieben« verwenden? »Mögen«? »Gernhaben«? »Anbeten«?

Welche Substantive sind für Sie Synonym für »Liebe«? »Zuneigung«? »Hingabe«?

Ich habe mich einmal mit einer dänischen Freundin über das englische Wort »love« und seine verschiedenen Bedeutungen unterhalten. Sie erzählte mir, dass es im Dänischen mehrere Wörter gäbe, um den Gefühlszustand der Liebe zu beschreiben. Es gebe zum Beispiel ein Wort, das eine tiefe Verbindung beschreibe, die über alles andere hinausgehe. Es sei ein Wort, das nur für Kinder, Ehepartner oder die Familie reserviert sei.

Ich fragte sie unbedacht, welches Wort das sei. Sie errötete und sagte: »Das ist ein so intimes Wort, dass ich es hier nicht laut aussprechen möchte.«

Liebe ist nicht einfach, und unsere Verbindung zu den Menschen um uns herum ist es auch nicht. Wenn wir uns mit jemandem verbinden, verstehen die tieferen Aspekte von uns, dass es kompliziert werden kann. Die Liebe hat verschiedene Formen, die von den Beziehungen und Erfahrungen abhängen, die wir bereits gemacht haben. Wer liebt, hat Erwartungen, ob der andere sie erfüllt oder nicht. Liebe ist nie ganz ohne Enttäuschung oder Frustration zu haben, weil die Realitäten der Menschen unterschiedlich sind.

Eine liebevolle Beziehung erfordert die Bereitschaft, die Bedürfnisse des/der anderen wahrzunehmen und nach Möglichkeit zu erfüllen, unabhängig davon, ob sie unseren Wünschen entsprechen oder nicht. Das ist grundsätzlich immer eine Gratwanderung. Sich liebevoll zu verbinden, bedeutet auch, dem anderen Raum zu geben. Es ist eine Verlangsamung mit dem Bedürfnis, sich selbst im Moment der Verbindung mit einem anderen Menschen zu verstehen. Es ist eine ehrliche Wertschätzung sich selbst und dem anderen gegenüber.

Hass – die niedrigste Form der Empathie

Das Wort »Hass« ist in seiner Schlichtheit bösartig. Hass lässt keinen Raum für Empathie oder die Möglichkeit, einen Ausgleich zu schaffen. Hass hat die Qualität eines Entweder-oder. Es ist eine Schwarz-Weiß-Mentalität: »Ich bin gut, die anderen sind böse.« Man positioniert sich als Opfer, um die Person oder Sache, die man hasst, zu verletzen.

Die Wurzeln des Hasses liegen im Glauben und in der Verdorbenheit. Selbst wenn wir von einem anderen Menschen zutiefst verletzt worden sind, gibt es in unserem Wesen eigentlich immer noch einen Durchlass für Licht und potenzielle Vergebung. Hass jedoch hindert uns daran, den Schaden, der uns zugefügt wurde, zu heilen.

Hass entsteht aus Angst, und wenn wir Angst haben, verlieren wir den Kontakt zu unserer inneren Welt. Wir sind im Verteidigungsmodus, eingeschlossen in unserem sympathischen Nervensystem. Wir haben keinen Zugang mehr zu unserer Intuition und können uns nicht für die tieferen Bereiche unserer Seele öffnen. Wir berauben uns der Möglichkeit, die Menschlichkeit und das innere Licht des anderen wahrzunehmen. Wir haben uns jeder Fähigkeit beraubt, Mitgefühl zu empfinden und zu verstehen, dass selbst noch die bösartigsten Taten aus der Angst eines anderen Menschen geboren werden.

Wenn wir hassen, verleugnen wir unsere innere Weisheit und trotzen dem Gewahrsein der größeren Welt. Hass schließt die Möglichkeit der Heilung aus, denn er ist ein ohnmächtiger Geisteszustand, der versucht, sich selbst zu stärken, indem er einem anderen Schmerz zufügt.

Menschen bleiben durch ihren Hass verbunden. Das gilt auch für ganze Gemeinschaften und Länder. Hass ist immer ein Band. Aber ein Band, das wir zerschneiden können.

Das Mitgefühl eines Vaters

Eine der eindrucksvollsten Geschichten, die ich je über den menschlichen Geist gehört habe, der sich für Heilung statt für Hass entscheidet, ist die Geschichte von Azim Khamisa. Azim hätte in der Bitterkeit verharren und auf Rache für den sinnlosen Tod seines Sohnes Tariq sinnen können. Stattdessen folgte er einer tieferen Berufung in sich selbst und entdeckte eine Ebene des Mitgefühls, die zeigt, wie großartig wir als Menschen sein können, wenn wir uns entscheiden zu vergeben, was eine Form der Liebe ist.[81]

Azims Sohn Tariq wurde 1995 in San Diego ermordet. Er war spätabends als Pizzabote unterwegs und geriet versehentlich mitten hinein in ein nächtliches Aufnahmeritual einer Gang. Ein 14-jähriger Junge erschoss ihn. Während des Prozesses konnte Azim trotz seines eigenen Schocks und Schmerzes erkennen, dass seine Familie nicht die einzige war, die durch dieses schreckliche Ereignis ein Kind verloren hatte.

Er sah, wie der 14-Jährige als Erwachsener vor Gericht gestellt wurde. Und dass die Familie dieses Kindes genauso viel Schmerz empfand wie Azim selbst. Azims Fähigkeit, die Spannung zwischen Trauer und Mitgefühl auszuhalten, ermöglichte es ihm, der Familie des Täters die Hand zu reichen. Vergebung, Mitgefühl und Heilung konnten stattfinden. Was eine schnell vergessene Schlagzeile hätte bleiben können, zwei Familien mit gebrochenen Herzen, gefangen in der Zeit, wurde zu einer Stiftung, die heute hilft, Gewalt unter Jugendlichen zu verhindern. Azim gründete 1998 eine gemeinnützige Organisation, die den Namen seines Sohnes trägt und versucht, den Kreislauf von Armut und Gewalt zu durchbrechen.[82]

In einem der dunkelsten Momente seines Lebens handelte Azim mit Mitgefühl und der Energie seines Herzens. Er ging auf Menschen zu, die er hätte verachten können. Er hätte in einer Reaktion verharren können, die seine Gesundheit und die Verbindung zu seinen anderen geliebten Menschen für den Rest seines Lebens zerstört hätte. Indem er seinen Gleichmut bewahrte, überwand er seinen Schmerz und beeinflusste das Leben anderer Menschen nachhaltig positiv.

ÜBUNG
Herzchakraverbindung

Vielleicht sind einige Menschen, die Sie lieben, nicht sicher für Sie, und Sie müssen sie auf Abstand halten. Dennoch können Sie ihnen Liebe und Mitgefühl zuteilwerden lassen. Indem Sie sich in sich selbst zentrieren, bleiben Sie und die anderen in der richtigen Energie.

Daneben gibt es auch Situationen, in denen man sich nicht mit anderen verbinden kann, obwohl man sie liebt oder sich bei ihnen sicher fühlt. Während der Coronapandemie gab es solche Situationen zuhauf. Das ist dann hart für jeden Einzelnen, aber es bedeutet nicht, dass man sich isoliert und allein fühlen muss. In jedem von uns steckt eine erstaunliche Seelenenergie, die uns helfen kann, eine tiefere Beziehung zu uns selbst zu spüren, bis wir uns wieder mit anderen verbinden können.

Versuchen Sie, die folgende Visualisierung durchzuführen. Sie dient dazu, sich mit der Energie des Seelenselbst durch das Herzchakra und den ventralen Vagusnerv zu verbinden.

- Atmen Sie langsam und tief ins Herzchakra. Nehmen Sie sich so viel Zeit, wie Sie brauchen.
- Lassen Sie zu, dass sich die Energie in diesem Bereich Ihres Körpers ausdehnt.
- Spüren Sie, wie sich das Licht in Ihnen ausbreitet.
- Konzentrieren Sie sich auf das Empfinden in Ihrem Herzen. Nehmen Sie sich Zeit.
- Atmen Sie in das Licht hinein. Das wird Ihnen helfen, sich stabil und konzentriert zu fühlen.

- Vergrößern Sie das Licht weiter, bis es die Größe Ihres Körpers hat.
- Halten Sie das Licht und spüren Sie, wie es Sie umgibt.
- Wiederholen Sie in Gedanken oder mit Worten: »Ich bin genug.«

Zusammenfassung

Umarmt zu werden, Mitgefühl zu erfahren, gehört und bestätigt zu werden, sind die Grundlagen, um sich sicher und geliebt zu fühlen. Dies wird Co-Regulation genannt. Manchmal sind wir nicht in der Lage, uns mit anderen zu verbinden, aber wir haben die Mittel, uns durch Meditation, Visualisierung und andere Übungen zu helfen, dass wir uns geerdet und sicher fühlen.

Das Herzchakra ist das Energiezentrum, das Liebe und sichere Verbundenheit sendet und empfängt. Dieser Bereich unseres Körpers verbindet uns mit unserer eigenen Seele und Wahrheit. Wenn wir mit dieser Energie verbunden bleiben können, können wir Mitgefühl nach innen zur Heilung und nach außen zu anderen ausstrahlen. Das Herzchakra ist der Weg zu tieferen, sich entwickelnden Aspekten dessen, was wir als spirituelle Wesen bereits sind.

Das Herz ist eines der Organe, die mit dem ventralen Vagusnerv verbunden sind und über die wir eine neurophysiologische Regulation erfahren. Die ventral-vagale Zone ist der jüngste Teil des Vagusnervs und hilft uns zu erkennen, wann wir bei anderen sicher sind.

KAPITEL 8

VERBUNDENHEIT UND DAS KEHLKOPFCHAKRA

Nur einmal hatte ich das Glück, die Farbe eines Chakras an einem Menschen zu sehen. Das war ein sehr beeindruckendes Erlebnis für mich. Eine meiner ehemaligen Professorinnen hielt eines Abends einen Vortrag. Ich kam etwas zu spät und setzte mich deshalb auf den äußersten Platz einer Sitzreihe, sodass ich nur das Profil der Dozentin sehen konnte. Ich war erst am Vormittag von einer Überseereise zurückgekommen und noch etwas aufgekratzt, aber auch erschöpft. Mein geistiger Schutz war schwach und ließ mich hinter den dreidimensionalen Schleier blicken.

Während die Professorin sprach, begann ein blauer Nebel aus ihrem Hals aufzusteigen. Mit angehaltenem Atem und aufgerissenen Augen setzte ich mich ganz nach vorne. Die Energie wanderte zu ihrem Mund hinauf. Je mehr sie sprach, desto tiefer wurde das Blau. Nach einer Weile war ihr vorderer Unterkiefer bis hinauf zu den Ohren in einen indigofarbenen Wirbel gehüllt. Ein Energiefluss umgab den gesamten unteren Teil ihres Gesichts und ihrer Kehle und zeigte mir die Kraft ihrer Worte in Bewegung. Was für ein wunderbares Geschenk wurde mir an diesem Abend zuteil!

Wahrscheinlich haben Sie anhand meiner Geschichte erraten, dass Indigoblau die Farbe ist, die dem Kehlkopfchakra (auch »Halschakra« genannt) zugeordnet wird. Wer seine Wahrheit kennt, kann klar sprechen. Die Energie fließt, und Sie werden durch die Klangschwingungen und die Worte gestärkt.

Klang ist für die Seele von absolut grundlegender Bedeutung, um sich auszudrücken. Das Universum schwingt mit Klang. Unser Seelenselbst kann sich mit diesen Frequenzen verbinden und sich ihnen anpassen.

Klang, Schwingung und die Worte, die Sie sprechen, beeinflussen die Art und Weise, wie Sie sich mit anderen verbinden. Eine Verbindung durch Klang hilft Ihnen, Botschaften der Sicherheit und Fürsorge zu senden und zu empfangen. Ihre Stimme stärkt liebevolle Bindungen und Ihre Fähigkeit, mit der Außenwelt zu kommunizieren. Sie beruhigt und heilt.[83] Ihre Stimme ist ein Herold, ein Ruf nach Verbindung. Jedes Mal, wenn Sie etwas mit Ihrer Stimme erschaffen, erlauben Sie Ihren Liebeswünschen, sich zu manifestieren.[84]

Achten Sie einmal darauf, wie Kinder vor sich hin summen, wenn sie ein Bild malen. Auf diese Weise regulieren sie ganz natürlich ihr zentrales Nervensystem. Wenn Sie einem Kind dabei zusehen, können Sie die Freude in Ihrem eigenen System spüren.

Freude kann mit der Stimme gut ausgedrückt werden. Meine Professorin hielt an jenem Abend einen Vortrag über eine Heilmethode, in der sie sich auskannte und von der sie leidenschaftlich überzeugt war. Sie wollte uns mit ihren Worten sensibilisieren, damit wir eines Tages dieses heilende Wissen anwenden und als in der Therapie tätige Personen mehr Licht in die Welt bringen können. Mit ihrem Vortrag war sie ein bemerkenswertes Beispiel dafür, dass das Kehlkopfchakra die Kraft hat, uns auf eine besondere Weise zu erreichen, wie es kein anderes Chakra vermag.

Durch seine Verbindung zum Kehlkopf und Rachen sendet dieses Chakra Energie nach außen. Es ruft Frequenzen der sicheren Verbindung zu den Menschen um uns herum auf und durchdringt die Energie anderer. Dieses Energiezentrum kann besonders heilsam sein, aber auch missbräuchlich genutzt werden. Es ist sehr kraftvoll, und deshalb ist es wichtig, mit Worten achtsam umzugehen.

Vagusnerv und Kehlkopfchakra

Wir Menschen werden nicht mit harten Schuppen, Panzern, scharfen Zähnen oder Stacheln geboren, um uns zu schützen. Wie alle Säugetiere verlassen wir uns auf den Schutz unserer Gruppe oder Gemeinschaft. Wenn wir Hilfe benötigen, rufen wir laut oder teilen den anderen mit Worten mit, was wir brauchen. Dabei kommt es nicht nur darauf an, was wir sagen, sondern vor allem auch, wie wir es sagen.

Der Klang der Stimme einer Person reicht oft aus, um uns zu sagen, ob wir willkommen sind oder nicht. Es gibt einen bestimmten Tonhöhenbereich in der menschlichen Stimme, der als Prosodie bezeichnet wird. Eine Stimme, die unter oder über diesem Bereich liegt, signalisiert uns, dass etwas nicht in Ordnung ist.[85] Niedrige Tonhöhen signalisieren uns Gefahr. Ein wütender, schreiender Mann flößt uns Angst ein. Ein tiefes Grollen wird von unserem Nervensystem so interpretiert, dass irgendwo Unheil droht.

Man denke nur an den schaurigen Soundtrack des Films *Der weiße Hai* von Steven Spielberg aus dem Jahr 1975. Die ersten tiefen Töne der Titelmelodie sind uns so vertraut, dass sie von manchen Menschen scherzhaft gesummt werden, um eine vermeintliche Gefahr anzukündigen. Und das Heulen der Sirene eines Krankenwagens dient nicht nur dazu, Autofahrer zur Bildung einer Rettungsgasse aufzufordern. Durch die hohe Tonlage wird das sympathische Nervensystem angeregt, sich sofort nach einer möglichen Gefahrenquelle umzusehen.

Das Einzige, was mich verwirrte, als ich meine Professorin sprechen sah, war, dass ihre Kehlchakra-Energie keine perfekte blaue Kugel zu sein schien, die im Uhrzeigersinn oder gegen den Uhrzeigersinn kreiste, wie ich es Jahre zuvor in meiner Yogaausbildung gelernt hatte. Die Chakra-Energie meiner Professorin erstreckte sich von ihrer Kehle bis zu ihrem Kiefer und über ihre Ohren. Während sie weitersprach, strömte die indigoblaue Farbe in ihren Hals zurück.

Damals wusste ich noch nicht viel über die Polyvagaltheorie, da ich gerade erst mein Studium abgeschlossen hatte. Jetzt, da ich verstanden habe, wie wir »verdrahtet« sind, ergibt dieser chakrische Energiefluss Sinn. Das Netzwerk der ventralen Nervenfasern, die das Herz versorgen, erstreckt sich auch nach oben zum Hals und zu den Mittelohren.[86] Zuhören ist Teil des Sprechens. Zuhören und Sprechen sind Teil der Verbindung.

Die Energie, die durch die myelinisierten Fasern des ventral-vagalen Zweiges fließt, bewegt sich schnell und interpretiert die gesendeten und empfangenen Informationen mit großer Geschwindigkeit. Wir können eine Bedeutung hören, bevor sie ausgesprochen wird.

Donna Eden beschreibt in ihrem Buch *Energy Medicine*, dass das Kehlkopfchakra das einzige Energiezentrum mit »Kammern« auf der rechten und linken Seite des Körpers sei.[87] Sie habe gesehen, dass sich diese Kammern nach oben zum Gehirn und nach unten in den Körper erstrecken und den Stoffwechsel beeinflussen. Die rechten Kanäle, so Eden, sind anabol und bauen Energie auf, während die linken katabol sind und Energie abbauen. Übertragen Sie dies auf die ventral-vagalen Nervenfasern, und Sie erkennen die Korrelation. Das Kehlkopfchakra ist vielleicht das komplexeste Energiezentrum des Körpers.

Zuhören ist genauso beruhigend wie Sprechen, manchmal sogar noch beruhigender. Wenn Sie aufmerksam zuhören, was jemand zum Ausdruck bringt, co-regulieren Sie mit ihm. Botschaften der Sicherheit werden an beide zentrale Nervensysteme gesendet, und die ventral-vagale Aktivierung beginnt. Ihr Herz schlägt langsamer und Sie haben Raum in Ihrem System, um sich durch Worte und Töne zu verbinden.

ÜBUNG
Om-Gesang

Eine ventrale Vagusaktivität in Kehlkopf und Herz erfordert eine langsame, bewusste Entspannung beim Ausatmen. Der »Om«-Gesang der buddhistischen Mönche ist ein Laut, der tief aus dem Zwerchfell kommt und durch die Lunge nach oben und aus dem Rachen heraus geführt wird.

Durch den Einsatz der Zwerchfellmuskeln und der vagalen Nervenfasern in Mund, Kiefer und Hals zentrieren Sie Ihren Körper. Sie reinigen außerdem Ihr Wurzel-, Sakral-, Solarplexus-, Herz- und Kehlkopfchakra, um eine mitfühlendere Verbindung herzustellen.

Der Gesang hat auch auf die Zuhörer*innen eine beruhigende Wirkung. »Om« wird mit mittlerer Stimmlage gesungen. Diese heilige Silbe soll der Klang des Universums sein.

»Om« wird auch »Aum« genannt, denn es setzt sich aus drei Elementen zusammen: Das erste ist der »A«-Laut und das zweite das »U«. »A« und »U« verschmelzen zu einem langen »O«-Laut, der bei geöffnetem Mund einen Summton erzeugt.

Probieren Sie es einfach aus.

Das dritte Element ist das »M«. Das ist nicht einfach ein abgeschnittener Konsonant am Ende, sondern führt zu einem langen, weichen Abklingen. Stellen Sie es sich als ein leises Summen mit geschlossenem Mund vor. Lassen Sie den Laut allmählich ausklingen, bis die Luft aus Ihrer Lunge entwichen ist. Atmen Sie dann tief ein und singen Sie den Laut noch einmal.

Mitfühlende Verbundenheit – ein Geben und Nehmen

Aufmerksames Zuhören ist eines der größten Geschenke, die man einem anderen Menschen machen kann. Man muss eine Verbindung herstellen wollen, um zuzuhören, was an sich schon eine liebevolle Geste ist. Mehr noch als das Sprechen erfordert das Zuhören die Absicht, sich für den anderen Zeit zu nehmen und für ihn da zu sein. Zuhören signalisiert Interesse und Aufmerksamkeit.

Mitfühlende, liebevolle Energie wird freigesetzt, wenn Sie einer anderen Person mit Offenheit und Ehrlichkeit begegnen und dies erwidert wird. Während Sie zuhören, drücken Sie durch Ihre Körpersprache aus, dass Sie die Person respektieren, ehren, schätzen und vielleicht genug lieben, um für sie da zu sein. Einem Menschen, in dessen Gegenwart Sie sich nicht sicher fühlen, würden Sie nicht in die Augen schauen. Ihr Körper wäre auf der Hut. Es gibt ein natürliches Maß an Sicherheit, wenn man mit jemandem verbunden ist, den man ansehen kann.

Auch in einem Arbeitsumfeld muss die Bereitschaft zum Zuhören vorhanden sein, um einen echten Gedankenaustausch zu ermöglichen. Gesunde Beziehungen im Team sind die Voraussetzung für gute Arbeitsergebnisse. Mitarbeiter, die sich innerlich nicht sicher genug fühlen, um für andere präsent zu sein, können in einer Besprechung kontraproduktiv sein. Kommt Ihnen das bekannt vor?

Wenn Sie sich auf einen Dialog einlassen, zeigen Sie, dass Sie bereit sind, sich zu verbinden. Ein guter ventral-vagaler Zustand öffnet in solchen Momenten das Herz- und das Kehlkopfchakra. Auch in geschäftlichen Verhandlungen ist dies Ihre Kraftquelle. Mit dieser Energie kommt Klarheit, und Sie können sich ohne (oder mit weniger) Angst oder Furcht ausdrücken. Damit Ihre Worte einen Wert haben, müssen Sie klar und wahrhaftig sein. Auf diese Weise entsteht ein ehrlicher und offener Dialog, sei es in einem persönlichen oder in einem unpersönlichen Umfeld. Echter Dialog verlangt Aufrichtigkeit. Ein Mangel an Wahrheit führt unweigerlich zu einer verzerrten Erfahrung.

In seinem Weltbestseller *Die vier Versprechen* beschreibt Don Miguel Ruiz das erste Versprechen, das es einzuhalten gilt, als »untadelig mit Ihrem Wort« zu sein.[88] Was bedeutet das für Sie? Wie können Sie mit Klarheit, Freundlichkeit und Wahrheit sprechen? Es erfordert Entschlossenheit und Beharrlichkeit, ein solches Prinzip anzuwenden. Und es kann einige Zeit dauern, bis Sie daran glauben, dass Sie mit Ihrem Wort untadelig sein können. Wie wäre es, wenn andere Sie als jemanden wahrnehmen würden, der immer offen und ehrlich kommuniziert?

Unabhängig von der Art der Beziehung kommt es darauf an, wie Sie Ihre Worte verwenden – was Sie zu einem anderen sagen.

Auf einen Menschen eingehen – höchster Ausdruck der Verbundenheit

Kurz nach dem Tod von Bischof Tutu im Jahr 2021 kursierte im Internet ein Foto von ihm und dem Dalai Lama. Der Dalai Lama ist im Begriff, den Bischof zu küssen, seine Lippen sind bereits gespitzt. Der Bischof streckt seine Hand aus, um die Lippen und den Kiefer des Dalai Lama liebevoll zu kneifen. Dieses Bild von zwei der berühmtesten spirituellen Führer unserer Zeit, die so vertraut miteinander sind, dass sie sich über das Gesicht und den Mund des jeweils anderen lustig machen, hat mich beeindruckt. Das ist mitfühlende Verbundenheit in ihrer höchsten Form. Jemanden in die Nähe des Mundes und der Kehle zu lassen, erfordert tiefes Vertrauen. Der Hals und der Mund sind die verletzlichsten und zugleich ausdrucksfähigsten Teile unseres Körpers.

Verlässlichkeit und die Bereitschaft, Verantwortung für das zu übernehmen, was man sagt oder tut, stehen im Mittelpunkt einer Antwort. Sie muss gut überlegt sein, denn Worte und Gesten haben

Auswirkungen auf die Menschen, mit denen wir kommunizieren. Antworten, Feedback geben bedeutet, auf ein einvernehmliches Ergebnis hinzuarbeiten. Es geht um eine Lösung, nicht um einen Konflikt – Dialog in seiner reinsten Form.

Mitfühlende Rückmeldungen erfordern, dass Sie den Moment zwischen dem, was der/die andere sagt oder tut, und dem, was Sie sagen oder tun, nutzen. Wenn Sie das können, sind Sie in Ihrem authentischen Selbst und setzen die ventral-vagale Aktivierung wie ein fein abgestimmtes Instrument ein.

Auch wer sich auf jemanden einlässt, kann Grenzen setzen. Eine gesunde Grenzziehung besteht darin, die Sichtweise des anderen zu respektieren – selbst wenn man nicht mit ihr übereinstimmt –, ohne die eigene in den Hintergrund zu drängen. In Kapitel 5, »Emotionen und das Sakralchakra«, habe ich zwei Beispiele dafür gegeben, wie man auf eine Weise kommunizieren kann, die sowohl sich selbst als auch den anderen respektiert. Es ist immer gut, sich diese Beispiele in Erinnerung zu rufen.

Grenzen setzen beginnt mit einem Innehalten. Einem Atemzug. Einem Vorsatz.

Auch wenn man auf jemanden eingeht, kann man Grenzen ziehen. Bei einer gesunden Grenzziehung respektieren Sie die Sichtweise der anderen Person – auch wenn Sie nicht damit einverstanden sind –, ohne Ihre eigene in den Hintergrund zu drängen. In Kapitel 5, »Gefühle und das Sakralchakra«, habe ich zwei Beispiele dafür gegeben, wie man auf eine Weise kommunizieren kann, die sowohl einen selbst als auch den anderen respektiert. Es ist immer gut, sich diese Beispiele wieder vor Augen zu führen.

Das Setzen von Grenzen beginnt mit einem Innehalten. Einem Atemzug. Einer Absicht.

Sich wehren – niedrigster Ausdruck von Mitgefühl

Eine abwehrende Reaktion kommt aus der Defensive. Sie ist unreflektiert und zielt auf Selbstbehauptung und Selbstverteidigung ab. Beispiele für solche Abwehrreaktionen sind Schreien, mit Worten verletzen, Spotten, Tratschen oder Ignorieren. Alles aus einer Position der vermeintlichen Ohnmacht heraus.

Worte bedeuten sehr wenig, wenn sie nicht in der Absicht ehrlicher Verbundenheit gesprochen oder gehört werden. Ohne zuzuhören auf jemanden einzureden (»Sprechdurchfall«), ist ein Versuch, die eigene Angst zu kontrollieren oder zu bewältigen. Es ist eine überreaktive Beanspruchung des sympathischen Nervensystems. Spannungsabbau auf Kosten des Gegenübers. Ein Monolog ist kein Dialog.

Die Energie des Kehlkopfchakras kann missbraucht werden, um jemandem Kraft zu entziehen. Indem wir Worte auf diese Weise verwenden, schädigen wir unsere eigenen Energiezentren und die der anderen. Wir nehmen das Karma derer auf, die wir verletzen wollen, wenn wir versuchen, ihren Schmerz durch Worte zu verstärken.

Ein weiteres Beispiel für eine defensive Reaktion ist aggressives Verhalten gegenüber einem Chef, Kollegen oder einer Person in einer Autoritätsposition. Es funktioniert auch umgekehrt, wenn man jemanden beleidigt, der weniger Autorität hat als man selbst. Das ist Aggression. Sie ist nicht durchdacht, sondern eine unreife, kämpferische Reaktion, die einen Schuss Cortisol in den Körper schickt. Für einen Moment fühlt man sich zwar überlegen, aber auf lange Sicht hat man seine Macht verloren. Die Vernunft kommt aus den höheren Ebenen des Gehirns. Die Abwehr kommt aus dem mittleren, emotionalen Teil des Gehirns, der die Kampf-oder-Flucht-Reaktion auslöst.

Wie oft ist es Ihnen schon gelungen, ruhig und gelassen zu bleiben, wenn Sie angeschrien werden? Die Antwort lautet wahrscheinlich: noch nie, denn es ist fast unmöglich. Ihr zentrales Nervensystem registriert die lauten hohen Stimmfrequenzen eines Menschen als gefährlich. Jemand, der Sie anschreit, aktiviert auch Dominanzfrequenzen in Ihren Chakras und in Ihrer Aura, die sich energetisch auf Sie auswirken.

Dies ist ein häufiges Thema in Familien- und Paartherapien. Jemand ärgert sich, dass der andere wegläuft, wenn er laut wird. Derjenige, der den anderen angeschrien hat, fühlt sich nicht gehört und verfällt in ein Dominanzmuster. Die andere Person hat ein überhitztes Nervensystem, das nur durch Verlassen der Situation unter Kontrolle gebracht werden kann.

Beide Menschen haben Angst, ob sie es wissen oder nicht. Der eine fühlt sich abgelehnt, der andere angegriffen. Kommt Ihnen das bekannt vor?

Eine andere Form der Defensive ist noch bösartiger und kalkulierter: die Kompensation der eigenen verleugneten Gefühle durch Klatsch und Tratsch über andere Menschen. Dabei werden auch die Chakras und das zentrale Nervensystem der Person, mit der man tratscht, manipuliert. Es ist ein Versuch, Macht zu erlangen, nicht nur um die Person, über die man lästert, zu verletzen, sondern auch, um die Energie des Gesprächspartners zu manipulieren. Alles, was subversiv negativ wirkt, ist eine Abwehrreaktion.

ÜBUNG
Klopfakupressur

Klopfakupressur wird auch EFT (Emotional Freedom Techniques), Tapping oder Meridianklopfen genannt. Es gibt einige kleine Unterschiede zwischen den Methoden, aber im Grunde sind sie alle gleich.

Die Wirksamkeit dieser Technik beim Stressabbau ist gut untersucht.[89] Ich lehre meine Patientinnen diese Technik, um ihnen zu zeigen, wie sie sich selbst beruhigen können. Während des Klopfens konzentrieren sie sich darauf, bestimmte Emotionen oder Symptome aufzulösen, die mit einem bestimmten Akupressurpunkt verbunden sind. Die Klopfakupressur kann auch außerhalb der Praxis selbstständig durchgeführt werden.

Die Heiltechnik basiert auf den Prinzipien der Akupunktur, wie sie in der traditionellen chinesischen Medizin praktiziert wird. Während bei der Akupunktur der Energiefluss im Körper durch Nadelstiche in die Meridianpunkte verbessert wird, geschieht dies bei der Klopfakupressur durch wiederholtes sanftes Klopfen mit den Fingerspitzen auf diese Punkte. Meridiane sind nicht dasselbe wie Chakras. Man kann es wieder mit einem Auto vergleichen: Die Chakras sind die Scheinwerfer, die nach außen strahlen, während die Meridiane die »Kabel« sind, die das Fahrzeug mit Energie versorgen. Die Klopftechnik nutzt die Energie der Meridiane.

Ich habe festgestellt, dass Klopfen ein wunderbares Mittel ist, um Menschen zu helfen, sich selbst zu beruhigen. Einer der Gründe, warum ich diese Technik in diesem Kapitel beschreibe, ist, dass die Nervenfasern am Hals und im Gesicht in der Nähe dieser Akupressurpunkte liegen. Klopfen ist leicht zu erlernen. Es hilft, den ventralen Vagusnerv zu aktivieren und die Chakras und feinstofflichen Energien ins Gleichgewicht zu bringen.

In Abbildung 3 sind die Druckpunkte eingezeichnet. Sie befinden sich am Kronenchakra, am Stirnchakra, links und rechts der Augen, unterhalb der Augen, unter der Nase und unter der Unterlippe. Zwei weitere befinden sich im Brustbereich unterhalb des Brustbeins (neben dem Herzchakra) und zwei an den Seiten der Rippen. Klopfen Sie in dieser Reihenfolge, beginnend mit dem Kronenchakra.

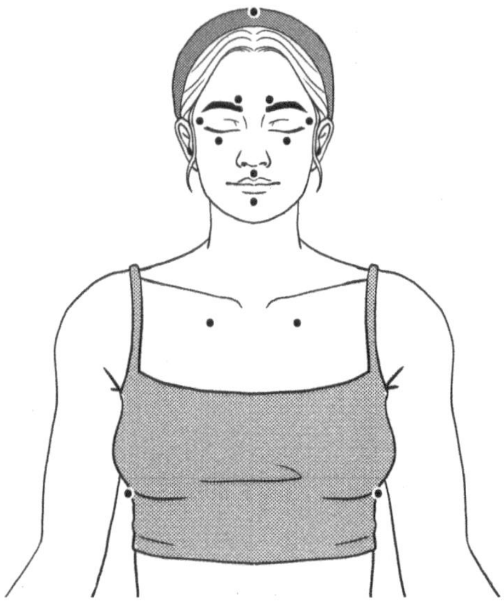

Abbildung 3: Klopfakupressur

Nehmen Sie sich einen Moment Zeit und klopfen Sie zur Übung auf jeden dieser Druckpunkte. Das Hauptziel der Klopfakupressur ist, eine negative Emotion oder einen negativen Glaubenssatz loszulassen und durch positive Affirmationen zu ersetzen. Befolgen Sie dazu diese Übungsschritte:

1. Gibt es etwas, das Sie im Moment bedrückt? Sind Sie müde, ängstlich, besorgt, überfordert, deprimiert, wütend oder traurig?
2. Bewerten Sie die Intensität dieses Zustands auf einer Skala von 0 bis 10.
3. Füllen Sie die Lücke in der folgenden Aussage aus: »Auch wenn ich ____________ bin, akzeptiere ich mich voll und ganz.« Vertrauen Sie einfach in diesen Prozess, auch wenn Sie glauben, dass diese Selbstakzeptanz bei Ihnen nicht vorhanden ist.

4. Beginnen Sie mit dem Klopfen auf das Kronenchakra und wiederholen Sie die obige Affirmation. Dann gehen Sie zum nächsten Druckpunkt, klopfen und wiederholen die Aussage, bis Sie alle Druckpunkte durch haben.
5. Wiederholen Sie Schritt 4 dreimal.
6. Hören Sie nun in Ihren Körper hinein und bewerten Sie erneut die Intensität Ihres Problems. Ist sie immer noch größer als null? Wenn ja, machen Sie mit der Übung weiter, bis die Intensität auf null gesunken ist.

Überaktives Kehlkopfchakra

Wie jedes Chakra kann auch das Kehlkopfchakra zu weit geöffnet ein. Anzeichen dafür, dass es Ihrem Kehlkopfchakra an Grenzen fehlt, sind:

- monologisieren,
- andere anschreien oder über sie hinwegreden,
- zu viel reden, andere kaum zu Wort kommen lassen (»Quasselstrippe«),
- unangemessene Informationen über sich selbst oder andere weitergeben,
- unangebrachte oder abfällige Bemerkungen machen,
- klatschen und tratschen,
- Beschimpfungen,
- Verurteilung anderer,
- Aussprechen von Wörtern oder Geräuschen, die andere lächerlich machen sollen.

Dabei geht es auch um emotionale Grenzen, da der Ausdruck von Gefühlen in erster Linie ein verbaler Prozess ist. Angst und eine Überaktivität des sympathischen Nervensystems können zu einem

Ungleichgewicht der ventral-vagalen Aktivität führen. Es kann helfen, Ängste abzubauen, den Körper zu beruhigen und sich auf die ventral-vagale Sicherheit im Körper zu konzentrieren.

Ehrliches Nachdenken über die Art und Weise, wie man denkt, und psychologisches Verständnis sind ein weiterer Weg, um mit diesem Energiezentrum ins Gleichgewicht zu kommen. Dieses Chakra ist keine separate Einheit, die es zu besänftigen gilt. Es ist das Ergebnis vieler anderer Faktoren, wie Menschen ihr Leben gestalten.

Gering aktives Kehlkopfchakra

Erinnern Sie sich an einen Moment, in dem Sie aufgeregt waren und etwas sagen wollten, aber die Enge im Hals machte es Ihnen schwer? Ist das bei Ihnen ein regelmäßiges Muster? Wenn Sie früher das Gefühl hatten, dass Ihre Meinung nicht zählt, fällt es Ihnen heute vielleicht schwer, um etwas zu bitten, das Sie brauchen. Einige Anzeichen für ein wenig aktives Kehlkopfchakra sind:

- Schmerzen oder Engegefühl im Hals, in der Brust, im Kiefer,
- »Ich weiß nicht«-Aussagen,
- passiv-aggressive Äußerungen,
- nicht zu dem stehen, was man gesagt hat,
- Schluckbeschwerden,
- Probleme mit der Nasenatmung,
- Unfähigkeit, für sich selbst oder andere einzutreten,
- flache und leise Stimme,
- nicht ehrlich zu sich selbst oder anderen sein,
- Äußerungen, die auf Angst hindeuten.

Die Schwierigkeit, mit Worten umzugehen, kann tief in Ihrem Nervensystem verankert sein, weil Sie in Ihrer Kindheit nicht sicher waren. Wenn Sie als Kind eine traumatische Situation nur durch Dissoziation überlebt haben, sind diese neuronalen Muster tief verwurzelt und Sie werden als Erwachsener Schwierigkeiten haben, in stressigen Situationen zu sprechen. Umgeben Sie sich mit Menschen, die Ihnen zuhören, und beschreiben Sie, wie Sie sich fühlen, was Sie denken und was Sie sagen wollen. Die Aktivierung der ventral-vagalen Sicherheit ist der Schlüssel, da sie die Botschaften in Ihrem System umstrukturiert.

ÜBUNG

Anregung zum Schreiben: Vergebungsritual

Haben Sie schon einmal vom Ho'oponopono-Mantra gehört? Ho'oponopono ist ein altes hawaiianisches Vergebungsritual, das heute in den USA als Therapie anerkannt ist. Bei diesem Ritual übernehmen Sie die volle Verantwortung für Ihre Taten oder Worte.

Schreiben Sie die Namen der Menschen, die Sie Ihrer Meinung nach in der Vergangenheit durch Ihre Worte verletzt haben, in Ihr Notizbuch. Sprechen Sie die Namen laut aus, bevor Sie die folgenden Sätze sagen:

Es tut mir leid.
Bitte verzeih mir.
Danke.
Ich liebe dich.

Zusammenfassung

Das Zuhören ist Teil des Sprechens und der Verbindung durch eine polyvagale Perspektive. Das Netzwerk der vagalen Nervenfasern, das Herz und Lunge verbindet, erstreckt sich nach oben zum Hals, Kehlkopf und zum Mittelohr und macht die Energie um das Kehlkopfchakra zu einer kraftvollen Quelle der Beruhigung und Verbindung. Die Energie, die durch diese myelinisierten Fasern fließt, bewegt sich schnell und interpretiert Informationen, die gesendet und empfangen werden.

Die Energie des Kehlkopfchakras ist sehr kraftvoll. Es ist die einzige Energie, die in einem bewussten Versuch, sich mit anderen zu verbinden oder sie zu verletzen, nach außen abgegeben wird. Unsere Kehle lässt Laute erklingen. Durch den Klang der Stimme können wir um die Erfüllung unserer Bedürfnisse bitten.

KAPITEL 9

SPIRITUALITÄT UND DAS STIRNCHAKRA

Das Stirnchakra, auch »Drittes-Auge-Chakra« genannt, befindet sich direkt über dem Nasenrücken zwischen den Augenbrauen, auf dem Akupunkturpunkt, der oft als »ruhiger Geist« bezeichnet wird. Diesem Chakra wird die Farbe Purpur zugeordnet, die »königliche Farbe«, und es ist verbunden mit der Fähigkeit der Selbsterkenntnis. Das Stirnchakra verbindet uns mit den symbolischen, energetischen und nicht-physischen Aspekten dessen, was wir bereits sind.[90]

Als Mensch haben Sie eine natürliche Neigung, zu definieren, zu kategorisieren und zu klassifizieren. Ihre linke Gehirnhälfte hilft Ihnen, gemeinsam mit anderen etwas zu schaffen und Teil einer gemeinsamen Sprache zu sein. Kulturen und Sicherheit werden mit linearen und messbaren Konzepten aufgebaut. In Schwierigkeiten geraten Sie, wenn Sie Ihre unermesslichen inneren Erfahrungen ignorieren, die Sie durch Ihr drittes Auge wahrnehmen. Diese Begegnungen zu leugnen, weil sie nicht mit der äußeren Welt übereinstimmen, bedeutet nicht, dass die Informationen und Botschaften nicht wertvoll oder real sind. Zu akzeptieren, dass Ihre Erfahrungen nicht mit den Botschaften der Außenwelt übereinstimmen, ist Teil Ihrer Spiritualität.

Das Stirnchakra ist der Ort, an dem die menschliche Gestalt symbolisch auf das Seelenselbst trifft. Es ist unmöglich, eine Seelenerfahrung zu klassifizieren, da Worte in diesem inneren Bereich begrenzt sind. Man kann diese Erfahrungen nicht messen, man kann ihnen nur gegenwärtig sein. Die Seele ist eine sich ständig verändernde Energie. Sie kennt keine Grenzen, denn sie ist grenzenlos.

Wenn man die Energie des dritten Auges nutzt, kommt man in eine Begegnung mit dem Annehmen. Für Informationen präsent zu sein, die dem logischen Verstand nicht leicht zugänglich sind, ist eine besondere Form spiritueller Reife.

Das Stirnchakra spielt eine Rolle bei dem, wofür der präfrontale Kortex Ihres Gehirns zuständig ist: beruhigen, kontrollieren und das große Ganze im Auge behalten. Die Wahrnehmungen, die Sie von diesem Chakra empfangen, können eine wohltuende Rolle in Ihrem ganzen Körper spielen, während Sie vergangene schwierige Erfahrungen und die Auswirkungen, die sie auf Sie hatten, heilen.

Stirnchakra und Vagusnerv

Die Energie des Stirnchakras fließt durch den präfrontalen Kortex. Dieser Teil des Gehirns konzeptualisiert, theoretisiert und erfasst eine reichere Bedeutung von Situationen. Der ventro-mediale Teil des präfrontalen Kortex sorgt für die Fähigkeit, Abstraktes zu verstehen, sich mit anderen Menschen verbunden zu fühlen und sogar zukünftige Ergebnisse zu erahnen.[91] Dieser Teil des Gehirns, der für das höhere Denken verantwortlich ist, ist außerdem mit überlebenswichtigen Bereichen des Körpers wie der Amygdala und dem Hirnstamm verbunden. Durch diese multimodalen sensorischen Verbindungen kann der rationale präfrontale Kortex impulsives Verhalten modulieren, das von den »Überlebensbereichen« des Nervensystems ausgeht.

Die Hypophyse (Hirnanhangsdrüse), der Thalamus und der Hypothalamus sind Teil der Achse, die die hormonellen Signale im Körper steuert. Die Hormondrüsen Hypophyse und Hypothalamus liegen zwischen dem linken und rechten Teil des präfrontalen Kortex hinter dem Nasensattel, dem oberen Teil des Nasenrückens. Sie sind Bestandteile der Hypothalamus-Hypophysen-Nebennierenrinden-Achse (HPA) und der Hypothalamus-Hypophysen-Gonaden-Achse

(HPG), dem gemeinsamen Mechanismus für die Interaktion zwischen Drüsen, Hormonen und Nervensystem.

Denken Sie daran, dass der rechte und der linke Vagusnerv unterschiedliche Regulierungsfunktionen haben, genau wie das Gehirn.[92] Vereinfacht gesagt, arbeitet der eine eher intuitiv, der andere eher geradlinig. Nervenfasern verbinden die Augen auf komplexe Weise mit dem Gehirn und dem Vagusnerv. Die schnellen Augenbewegungen im Schlaf (REM) während des Träumens regen den Blutfluss zum Vagusnerv an und senden Informationen durch den ganzen Körper.

Die Augen sind das Fenster zur Seele – und zum Vagusnerv

Augenbewegungen spielen eine wichtige Rolle in der menschlichen Wahrnehmung und Interaktion. Ihre Augenbewegungen sind viel weniger zufällig, als Sie denken. Wenn Sie bemerken, wohin sich Ihre Augen bewegen und worauf sie manchmal fixiert sind, können Sie sich bewusster machen, was emotional in Ihnen vorgeht. Das kann Ihnen auch helfen zu verstehen, wie Sie Ihre Augen bewegen müssen, um Informationen gut aufnehmen und verarbeiten zu können.

Haben Sie schon einmal die Augen einer anderen Person beobachtet, während sie gesprochen hat? Haben ihre Augen nach oben geschaut oder den Raum abgesucht, während sie versuchte, eine Antwort auf eine Frage zu finden? Haben sie sich hin und her bewegt, während die Person über ein Gefühl oder eine wichtige Erinnerung gesprochen hat?

In den letzten Jahrzehnten hat die Forschung gezeigt, dass Augenbewegungen eine zentrale Rolle bei der emotionalen Verarbeitung spielen. Aus diesem Grund wurden therapeutische Methoden wie Eye Movement Desensitization and Reprocessing (EMDR) oder

Brainspotting entwickelt.[93] Augenbewegungstechniken sind gut erforschte Möglichkeiten für Therapeuten, Hilfesuchende bei der Bewältigung traumatischer Erlebnisse zu unterstützen. Da traumatisierte Menschen oft nicht in der Lage sind, das Erlebte in Worte zu fassen, gibt es inzwischen zahlreiche Behandlungsmethoden, die über die Arbeit mit dem Körper versuchen, das seelische Gleichgewicht des Patienten wiederherzustellen.[94] Die therapeutischen Ansätze sind heute viel stärker auf alle Dimensionen des Selbst ausgerichtet, was zu einer schnelleren und nachhaltigeren Heilung führt.

ÜBUNG
Der weiche Blick

Im Folgenden beschreibe ich eine Technik, die sowohl das physische Sehen als auch das Sehen des dritten Auges betrifft. Die Übung wurde mir vor Jahren von einem intuitiven Energieleser gezeigt. Sie wirkt entspannend und beruhigend und schult die Intuition.

Diese Übung wird Ihnen helfen, die Energie von Lebewesen zu lesen. Sie ist ein gutes Beispiel dafür, wie die Beruhigung des zentralen Nervensystems uns hilft, unsere Intuition zu wecken. Diese Fähigkeit können wir alle entwickeln. Mal sehen, wie Sie diese Übung erleben.

- Machen Sie es sich wie gewohnt in Ihrem heiligen Raum bequem und atmen Sie ein paarmal tief durch.
- Suchen Sie sich eine Pflanze in Ihrer Nähe. Das kann ein Baum vor dem Fenster sein, Blumen im Garten oder auch eine Zimmerpflanze. Wenn Sie keine Pflanze besitzen, lohnt es sich allein schon für diese Übung, sich eine anzuschaffen.
- Richten Sie Ihren Blick auf die Mitte der Pflanze, aber fixieren Sie sie nicht, sondern schauen Sie sozusagen durch sie hindurch.

- Erweitern Sie beim Betrachten der Pflanze Ihre Blickspannweite (peripheres Sehen). Beziehen Sie Ihr gesamtes Blickfeld in Ihre Aufmerksamkeit mit ein.
- Achten Sie darauf, ob Sie Farben, Bewegungen oder Formen am äußeren Rand der Pflanze wahrnehmen.
- Wenn Ihr Blick irgendwo hängen bleibt, lösen Sie ihn wieder. Nicht starren, sondern schauen.
- Sie können dies so lange tun, wie Sie möchten, und die Übung beliebig oft wiederholen.

Das Ziel nicht aus den Augen verlieren

Der Einsatz der Augen bei Selbstberuhigungsstrategien ist sehr wirkungsvoll, da dadurch sowohl die exterozeptive Wahrnehmung (Außenwahrnehmung) als auch die interozeptive Wahrnehmung (Innenwahrnehmung) aktiviert wird.[95] Wenn Sie die Augen entspannen oder schließen, lösen Sie einen natürlichen Reflex aus, den sogenannten okulokardialen Reflex (Augen-Herz-Reflex). Dabei werden die Barorezeptoren angeregt, das sind Rezeptoren in der Gefäßwand, die fortlaufend den Blutdruck registrieren. Sie senden eine beruhigende Reaktion an das zentrale Nervensystem und verhindern so einen Anstieg der Herzfrequenz.

Schauen Sie aus dem Fenster, wenn Sie müde sind, oder fixieren Sie einen bestimmten Punkt im Raum? Das Fixieren des Blicks, manchmal auch als Starren bezeichnet, ist eine verbreitete physiologische Methode, um Stress abzubauen.

Das Fixieren des Blicks und der weiche Blick wirken beruhigend, aber auch die Aktivierung der Augen kann eine enorme Entlastung für den Körper sein. Ihr intuitives drittes Auge wird in den Prozess miteinbezogen, wenn Bilder, Informationen oder Wissen über Dinge auftauchen. Das ist eine kraftvolle Methode, die ich »Augendehnung« nenne. Wussten Sie, dass dies möglich ist?

Wie bei der Dehnung eines Muskels kann dieser Vorgang zunächst Unbehagen hervorrufen, da dabei aufgestaute Energie freigesetzt wird. Wenn Sie aber dabeibleiben, werden Sie, wie beim Dehnen eines Muskels, ein Gefühl der Entspannung erleben. In Verbindung mit den Augen und dem Gehirn kann das Dehnen gespeicherte Emotionen freisetzen. Deshalb ist es wichtig zu erkennen, wann Sie sich zu viel zumuten oder ob Sie professionelle Hilfe bei dem Prozess benötigen.

Wahrscheinlich können Sie sich nicht vorstellen, dass man mit den Augäpfeln rollen kann, um sich zu entspannen, aber es hilft tatsächlich. Die Augen sind mit dem Vagusnerv verbunden, und wenn Sie mit den Augen rollen, können Sie eine »Dehnung« in Form einer Stimulation oder Aktivierung in Ihrem Körper spüren, die für Sie zunächst keinen Sinn ergibt. Manchmal tritt die Aktivierung auf der Körperseite auf, in deren Richtung Sie gerade nicht schauen. Das ist gut so. Seien Sie sich bewusst, dass Sie auf das hören, was Ihr Körper Ihnen sagt, auch wenn Sie sich zunächst seltsam oder unsicher fühlen.

Diese Art von »Augengymnastik« hat auch bei mir selbst schon einige sehr interessante körperliche und emotionale Reaktionen ausgelöst. Ich rolle ab und zu mit den Augen, wenn ich das Bedürfnis danach verspüre, auch wenn meine Familie das eher albern findet.

ÜBUNG
Augendehnen

Bevor Sie mit dieser Übung beginnen, sollten Sie auf Ihren Körper hören. Wenn Sie Beschwerden haben oder sich unwohl fühlen, sollten Sie sie nicht durchführen. Achten Sie auf die physiologischen und emotionalen Botschaften, die Ihnen dieser Prozess vermittelt. Vertrauen Sie Ihrer eigenen Intuition. Probieren Sie aus, wie diese Übung auf Sie wirkt.

Die Übung wird sitzend durchgeführt. Machen Sie es sich bequem und wählen Sie einen sicheren, ungestörten Platz. Konzentrieren Sie sich einen Moment lang ganz auf Ihre Atmung. Ich empfehle Ihnen, die Augen zu schließen, um die Intuition des dritten Auges zu aktivieren. Wenn Sie es vorziehen, die Augen offen zu lassen, werden Sie trotzdem von dieser Übung profitieren. Es gibt keine Zeitbegrenzung, hören Sie einfach auf, wenn Sie genug haben.

1. Rollen Sie die Augen in einer kreisförmigen Bewegung.
2. Gleichzeitig suchen Sie sich einen Punkt, an dem Ihre Augen verweilen wollen.
3. Lassen Sie die Augen dort eine Weile ruhen. Atmen Sie dabei tief durch.
4. Beobachten Sie, was sich in Ihrem zentralen Nervensystem verändert.
5. Halten Sie diese »Dehnung« so lange, bis Sie eine Erleichterung oder eine Veränderung in Ihrem Körper spüren.

Empfangen – der höchste Ausdruck von Spiritualität

Das Empfangen und Annehmen der Energie, die zu Ihnen kommt, ist das Spirituellste, was Sie tun können. Vielleicht fällt es Ihnen schwer, den symbolischen, feinstofflichen Informationen zu vertrauen, die fließen, wenn Sie sich Ihrer inneren Welt öffnen. Sie müssen sich zurückhalten, um Eindrücke nicht zu verdrängen oder sich über etwas zu vergewissern, zu dem Sie keinen Bezug haben. Es entspricht unserer Natur, eine metaphysische Erfahrung kategorisieren zu wollen. Botschaften aus der Tiefe des Inneren liegen jenseits der dritten Dimension. Wenn Sie in einem religiösen Umfeld aufgewachsen sind, kamen die Symbole und die religiöse Orientierung von außen. Es braucht Zeit, um dem zu vertrauen, was von innen kommt.

Nehmen Sie Ihr Licht an. Dort wohnt Ihre Seele. Je mehr Sie auf das hören, was Ihr intuitiver Kern Ihnen sagt, desto tiefer können Sie Ihre Seele verstehen. Es gibt keine Dualität in der Spiritualität. Es gibt keine Theologie. Es gibt kein Entweder-oder und keine Absolutheit. Spiritualität ist fließend, weil sie eine Verbindung zu dem ist, was Sie schon sind.

Um Ihrer inneren Erfahrung gewahr zu werden, müssen Sie sich selbst Raum geben und Vertrauen haben. Wenn Sie akzeptieren, dass sich Ihre Realität von den inneren Wahrheiten anderer Menschen unterscheidet, haben Sie Raum, tiefer zu gehen und offen zu bleiben. So wie wir über Grenzen in Bezug auf Ihren Körper, Ihre Gefühle, Ihre Gedanken und Ihre Worte gesprochen haben, gibt es auch Grenzen in Bezug auf Ihr eigenes inneres Erleben. Das ist Ihre private, innere Welt. Sie muss nicht mit dem übereinstimmen, was andere denken, dass Sie fühlen und glauben sollten. Manchmal kann die Verbindung zu Ihrer inneren Welt so einzigartig sein, dass Sie sich allein fühlen. Das ist nicht unbedingt eine kollektive Erfahrung. Geben Sie Ihrer inneren Arbeit Zeit, zu wachsen. Ihre Reise zurück zu sich selbst erfordert Zeit für Sie allein, um sich wieder zu verbinden. Dabei hilft Ihnen Ihr heiliger Raum.

Umgehung – niedrigster Ausdruck von Spiritualität

Spirituelle Umgehung (Spiritual Bypassing) ist der Versuch, sich mit den höheren Welten zu verbinden, ohne bereit zu sein, vergangene Wunden aus der Kindheit zu heilen.[96] Sich ausschließlich auf spirituelle Transformation, einen höheren Seinszustand oder die Entwicklung bestimmter übersinnlicher Fähigkeiten zu konzentrieren, ohne schmerzhafte Kindheitserfahrungen zu verarbeiten, ist eine Verzerrung des Selbst. Wer alte Muster nicht reflektiert und heilt, startet von blinden Flecken, die sich wiederholen. Das ist wie bei einem »kopflastigen« Baum, der eine schwere Krone, aber nur einen dünnen, nachgiebigen Stamm hat und deshalb irgendwann umfallen wird.

Die ständige Bemühung um einen spirituellen »Energieschub« kann zu Schwierigkeiten führen, wenn wir spirituelle Praktiken nutzen, um ungelösten emotionalen Problemen, seelischen Verletzungen und unerledigten Entwicklungsaufgaben auszuweichen. Das Streben nach einer exklusiven Innenwelt ohne Verbindung zu anderen Menschen ist eine Vermeidung.

Die Selbstidentifikation aus dem Sakralchakra, dem »Ort des Selbst«, kann die spirituellen Botschaften, die wir aus dem Stirnchakra empfangen, aufheben und verzerren, wenn wir uns dessen nicht gewahr sind. Die Energie des dritten Auges nährt dann das Ego.

Wer verletzende Familienmuster verleugnet und ungesunde Beziehungen fortsetzt, retraumatisiert sich selbst. Das Stirnchakra kann missbraucht werden, wenn Menschen keine Heilarbeit machen wollen, weil diese körperliche Beschwerden verursachen könnte. Spirituelle Umgehung trägt nichts zu Wachstum und Heilung bei.

Susans Geschichte: Wenn spirituelle Umgehung nicht mehr funktioniert

Susan hatte bereits zwei Termine bei mir abgesagt, bevor sie dann doch noch kam. Sie hatte schon mit Energieheilern, Hypnosetherapeuten und Körpertherapeuten gearbeitet und stellte sofort klar, dass Therapie nicht ihr Ding war. Ihr ständiger Rückfall in die Abhängigkeit von Schmerzmitteln und der Sex mit Männern, die sie im Internet kennengelernt hatte, hatten sie ins Krankenhaus gebracht.

Sie war von einem Unbekannten, mit dem sie sich zum Sex getroffen hatte, misshandelt worden.

Sie glaubte, dass sie ihre Sucht durch Meditation und Körperarbeit in den Griff bekommen könnte. Dem widersprach ich natürlich nicht, aber Meditation reichte nicht aus, um die Ursache ihrer Flucht in Tabletten und riskanten Sex zu beheben. Ihr einziger Grund, mich aufzusuchen, war, dass sie wegen illegalen Drogenbesitzes auf Bewährung entlassen worden war. Der Verlust der familiären Unterstützung und ihres dritten Paten von Narcotics Anonymous, einen tätlichen Übergriff erlebt zu haben und die Aussage ihres Arztes, sie müsse ernst machen, sonst würde ihre Sucht sie umbringen, hatten ihr nicht ausgereicht, um Hilfe zu suchen. Aber jetzt wollte sie auf keinen Fall wieder ins Gefängnis und hoffte, dies mit einer Therapie als letztem Strohhalm verhindern zu können.

»Wie lange wird die Therapie denn ungefähr dauern?«, fragte sie mich.

»Soll ich ehrlich antworten? So lange wie nötig«, erwiderte ich. »Das lässt sich nicht vorhersagen, denn die Behandlung von Suchterkrankungen umfasst viele tiefgreifende Themen, die nach und nach aufgearbeitet werden müssen.«

»Ich hatte gehofft, drei oder vier Sitzungen würden reichen.«

»Tut mir leid, aber es wird Monate, wenn nicht Jahre dauern«, sagte ich. »Wenn Sie sich wirklich stabilisieren wollen. Die Therapie ist nur eine der Maßnahmen, die Sie dazu brauchen.«

Es dauerte mehrere Monate, bis Susan mir genug Vertrauen entgegenbrachte, um mir zu erzählen, dass sie als Kind wiederholt von einem Nachbarn sexuell belästigt worden war. Ich half ihr, ihre Traumareaktionen zu erkennen und herauszufinden, was sie auslöste. Susan dissoziierte bis zu dem Punkt längerer Bewusstseinsausfälle. Dies passierte nun häufiger, da sie dem Täter wieder regelmäßig begegnete.

Susans Mutter, die immer noch in dem Haus lebte, in dem Susan aufgewachsen war, erlitt während der Therapiezeit einen Schlaganfall und Susan musste daraufhin immer wieder in das Haus zurückkehren, da sie die einzige Bezugsperson ihrer Mutter war. Das bedeutete, dass Susan ständig retraumatisiert wurde. In der Anfangsphase unserer Arbeit führte dies auch dazu, dass Susan trotz der gerichtlich angeordneten Drogentests Schwierigkeiten hatte, clean zu bleiben. Sie besuchte nun fast täglich ein Meeting der Narcotics Anonymous und begab sich schließlich sogar in stationäre Behandlung, um ihr Verlangen zu stabilisieren. Glücklicherweise hatte sie in der Zwischenzeit eine häusliche Pflege für ihre Mutter gefunden, sodass sie nicht mehr so oft in das Haus ihrer Kindheit gehen musste.

Nachdem sie aus der stationären Behandlung entlassen worden war, sagte sie mir, sie fühle sich jetzt stabil genug, um ihr Trauma zu verarbeiten. Wir wandten EMDR und andere somatische Behandlungsmethoden an und ich half ihr, die emotionalen Signale in ihren Chakras zu verstehen, damit sie dem, was in ihrem Körper geschah, einen Sinn geben konnte. Bald konnte sie sich so weit in ihrem Körper erden, dass sie bei schwierigen Gesprächen mit anderen Menschen präsent blieb. Das motivierte sie, wieder ernsthaft Yoga zu praktizieren, denn das Gefühl, geerdet zu sein, gefiel ihr.

Da Susan grundsätzlich offen für alles Metaphysische war, hatte sie sich schon früher mit Yoga, Meditation und den Chakras beschäftigt und meldete sich wieder bei ihrer alten Yogagruppe an. Sie nahm keine Drogen mehr und hatte einen klaren Kopf. Jetzt fiel ihr auf, wie viele Informationen und Erkenntnisse sie in den Jahren des Drogenkonsums, während derer sie verschiedene Kurse besucht hatte, gar nicht richtig aufnehmen konnte.

»Erst jetzt spüre ich bei den Asanas wirklich die Dehnungen in meinem Körper«, sagte sie, »und auch die Meditationen sind jetzt viel realer. Vorher war ich einfach nur dissoziiert und dachte immer nur, ich hätte alles im Griff, weil ich gar nicht wirklich da war.«

»Sie lernen jetzt, dass Ihr Körper sicher ist, nicht wahr?«

Für Susan war ihr Kampf so komplex, dass es drei Jahre dauerte, bis sie sich völlig gefestigt fühlte und eine solide Genesung erreicht hatte. Sie ist nun seit Jahren clean, nimmt an einem strengen Programm teil und hat ihre Zertifizierung als Yogalehrerin abgeschlossen. Sie versteht, dass all ihre früheren spirituellen Aktivitäten zwar etwas Positives waren, sie diese aber letztendlich nur aus dem einzigen Grund ausgeübt hatte, sich weiterhin gut zu fühlen, ohne tiefer zu gehen.

Umgehungslösungen

Wenn wir nicht so viel Zeit und Energie darauf verwenden würden, vor dem wegzulaufen, was wir als emotionalen Schmerz empfinden, wäre die Welt im Allgemeinen liebevoller und präsenter, davon bin ich fest überzeugt. Spirituelle Praktiken sind nicht die einzige Möglichkeit, Festungen um unsere »Schwachstellen« zu bauen. Es gibt noch andere Wege, wie wir unsere Gefühle unterdrücken können:

- Drogen, Alkohol und andere Süchte,
- Verleugnung (zum Beispiel bei familiärem Missbrauch das Beharren darauf, nicht betroffen zu sein; das Nichtwahrhabenwollen von Merkmalen schlechter Beziehungen und so weiter),
- Vermeidung von Wut, Trauer oder anderen als schwierig empfundenen Gefühlen,
- Verdrängung von Kindheitserinnerungen (dies kann eine Form des Überlebens und der Abtrennung sein, die früh im Leben begonnen hat),
- Therapievermeidung,
- andere beschuldigen,
- Weigerung, sich mit dem eigenen aggressiven oder passiv aggressiven Verhalten auseinanderzusetzen und Verantwortung dafür zu übernehmen,
- Isolation bis hin zur Depression,

- Rettung anderer,
- Erfolgskontrolle, insbesondere bei anderen Menschen,
- Verbringen eines großen Teils der Freizeit mit Meditation; wenig Kontakt zu anderen Menschen,
- heilen, ohne sich selbst zu heilen,
- Therapie abbrechen, bevor emotionale Probleme bearbeitet werden können, weil es unangenehm ist,
- Angst vor Intimität und Verletzlichkeit und deshalb Vermeidung von Kontakten mit anderen.

Denken Sie einen Moment darüber nach, wie Sie kompliziertere Gefühle abwehren oder ob das, was wie Gefühle aussieht, physiologische Reaktionen auf alte Verletzungen sind. Ich schlage auch vor, dass Sie in Ihr Notizbuch schreiben, was Sie fühlen und wo Sie es fühlen. Wenn Sie die schmerzhafteren Gefühle als den Wunsch Ihrer Seele betrachten, gehört zu werden, fällt es Ihnen dann leichter, sich selbst gegenüber präsent zu sein?

Das Psychologische ist das Spirituelle

Bitte verstehen Sie meine Ausführungen in den vorangegangenen Abschnitten nicht falsch. Ich würde kein Buch wie dieses schreiben, wenn ich nicht daran glauben würde, dass spirituelle Praktiken wie Meditation, Yoga, Energiearbeit, Medialität oder Rückführungen in frühere Leben oder Zwischenleben wunderbare Heilkräfte in sich bergen. Solche Entdeckungsreisen in unsere Seele führen zu einem lebenslangen Aufbau eines gesunden Gleichgewichts und zum Verständnis einer tieferen Art des Seins. Wenn Sie diese Methoden jedoch nutzen, um sich von emotionalem Schmerz und seelischen Verletzungen aus der frühen Kindheit zu befreien, wandeln Sie die spirituelle Arbeit in eine Sucht um – einen Weg in die Betäubung.

Deshalb ist es so wichtig, dass Sie sich offen und ehrlich mit Ihren Traumata auseinandersetzen und mit der Art und Weise, wie Sie früh gelernt haben, sich an geliebte Menschen zu binden. Wenn Sie mit den komplexeren Themen und alten Erinnerungen arbeiten, die in Ihrem Nervensystem und Gehirn zirkulieren, lösen Sie die energetischen Festungen auf, die Sie daran hindern, sich sicher und geliebt zu fühlen. Spiritualität wird dann ganz natürlich in Ihr Leben integriert.

Spiritualität sollte keine Narrative haben, die über die Erfahrung der Verbindung mit der eigenen inneren Welt hinausgehen. Die Tibeter nennen dieses Konzept *nangba*. Die christlichen Mystiker nannten es Gnosis. Der jüdische Glaube bezeichnet es als Kabbala. All dies sind Begriffe, die ein mystisches, spirituelles Wissen oder eine Hinwendung nach innen meinen. Welchen Weg Sie auch einschlagen, welche Interpretation Sie auch akzeptieren, die Verbindung nach innen ist eine Verbindung nach oben. Lassen Sie uns ein wenig arbeiten: Verbinden Sie sich durch die Bewegung Ihrer Augen mit Ihrem Stirnchakra.

ÜBUNG
Verbindung zum dritten Auge

Sie nutzen Ihr drittes Auge, Ihr Stirnchakra, jeden Tag. Jedes Mal, wenn Sie sich etwas vorstellen oder sehen, das »keinen Sinn ergibt«, setzen Sie diesen intuitiven, wahrnehmenden Aspekt ein. Das Sehen mit dem dritten Auge ist kein Zusatz zum physischen Sehen, sondern mit allen anderen Sinnen verwoben. Wenn Sie der Energie des dritten Auges vertrauen, ermöglicht sie Ihnen die Erfahrung der Individuation. Üben Sie, sich mit dem zu verbinden, was Sie bereits wissen.

- Sitzen Sie aufrecht mit entspannter Wirbelsäule.
- Schließen Sie für einen Moment die Augen und verbinden Sie sich mit Ihrem Atem.

- Schauen Sie nach oben zu dem Punkt zwischen Ihren Augenbrauen, wo sich Ihr Stirnchakra, Ihr drittes Auge, befindet.
- Atmen Sie durch die Nasenlöcher und spüren Sie, wie die Luft die oberen Kammern Ihrer Nebenhöhlen füllt.
- Konzentrieren Sie sich weiter auf diese Körperregion.
- Bleiben Sie einige Minuten lang so sitzen.
- Nehmen Sie wahr, wie sich Ihre Energie verändert. Kommen irgendwelche Symbole, Formen, Farben oder Informationen auf Sie zu?

Ihre Geistführer und Ahnen sind für Sie da

Wir sind nicht allein auf dieser Welt. Selbst in Ihren einsamsten Momenten haben Sie die liebevolle Unterstützung einer Gemeinschaft aus Bereichen, die Sie mit Ihren physischen Augen nicht wahrnehmen können.[97] Diejenigen, die Ihnen während Ihres Erdenlebens zur Seite stehen, sind geliebte Menschen, die bereits verstorben sind, Menschen aus Seelengruppen, an die Sie sich in diesem Leben nicht erinnern, oder Engelwesen. Auch wenn Sie zu manchen Menschen zu deren Lebzeiten ein schlechtes Verhältnis hatten, können Sie sich damit trösten, dass alle, die über Sie wachen und Ihnen beistehen, dies in Liebe tun.[98] Was auch immer ihr Verhalten während ihrer Zeit auf der Erde gewesen sein mag, es hat sich im Übergang gewandelt. Ihre Absichten entwickeln sich zu Liebe und Mitgefühl, denn das ist es, was die Geisterwelt ausmacht. Die Liebe und Unterstützung, die von ihnen ausgeht, ist groß und übersteigt das menschliche Verständnis.

Das Großherzigste, was Sie für sich selbst tun können, ist zu akzeptieren, dass für Sie gesorgt und auf Sie aufgepasst wird, auch wenn Sie das nicht ganz begreifen können. Sobald Sie dieses Band der Liebe zulassen, werden Sie sich nie mehr allein fühlen.

Mithilfe Ihres dritten Auges können Sie sich mit den unsichtbaren Bereichen des Geistes und Ihren Geistführern verbinden. Vertrauen Sie den Informationen, die Sie von diesen Energiequellen erhalten. Da das Reich des Geistes eine höhere Frequenz hat, sind die Informationen, die das dritte Auge liefert, verfeinert.[99] Regelmäßige Meditation kann ein kraftvoller Prozess sein, um Zugang zu dieser Welt zu finden.

ÜBUNG
Sich erden und abschirmen

Bevor wir uns mit der geistigen Welt verbinden, müssen wir uns Zeit nehmen, unsere Energie zu erden und uns abzuschirmen. Die folgende Übung kann Ihnen dabei helfen, nicht irgendwelche Energien anzuziehen, sondern diejenigen, die Sie leiten. Stellen Sie sich vor, Sie suchen an einem öffentlichen Ort nach Ihren besten Freunden. Normalerweise gibt es mehr als eine Person, die Sie bemerkt oder vielleicht sogar etwas zu Ihnen sagen möchte. Aber Sie wollen bei denen sein, die sich um Sie kümmern und Ihnen helfen, sich sicher zu fühlen.

Die Verbindung mit der anderen Seite braucht Übung. Manchen fällt es leichter, aber im Prinzip kann es jeder. Diese Übung ist kein Zaubertrick, sondern ein Bemühen um Führung, Liebe, Schutz und Orientierung im Leben. Wir alle haben die »Verdrahtung«, die uns verbindet. Leider wird sie so oft negiert, dass wir skeptisch werden.

Die Natur kann ein fantastischer Ort der Erdung und des Friedens sein. Die Energien der Bäume und der Natur umgeben Sie und filtern Ablenkungen heraus. Wenn es Ihnen jedoch nicht möglich ist, sich für diese Übung in die Natur zu begeben, ist auch Ihr heiliger Raum ein geeigneter Ort. Ich zum Beispiel beziehe oft die vier Grundelemente ein, wenn ich in meinem Zimmer meditiere. Ich zünde eine Kerze an (Feuer), befeuchte die Luft mit einem Wasserzerstäuber (Wasser) und habe Pflanzen und Steine im Raum aufgestellt (Erde). Durch all das reinige ich das vierte Element, die Luft.

Für die Erdung ist es wichtig, die Wahrnehmung der Umwelt mit den fünf Sinnesorganen - Sehen, Riechen, Hören, Fühlen und Schmecken - zu nutzen. Das hilft, sich mit der eigenen Energie zu verbinden, bevor man den sechsten Sinn einsetzt, zu dem das dritte Auge Zugang hat. Ich glaube, wenn wir uns mit dem Geist verbinden, müssen wir in unserer physischen Welt verankert bleiben. Das ist ein Schritt, den viele Menschen nicht tun, und das kann dazu führen, dass sie unzufrieden werden und unbewusst zu Mitteln greifen wie übermäßigem Essen, um sich zu erden.

Noch ein Tipp: Halten Sie Ihr Notizbuch und Ihre Schreibutensilien bereit, denn vielleicht möchten Sie nach der Übung etwas aufschreiben.

- Setzen Sie sich bequem hin und wenden Sie dann als Erstes Ihr Sehvermögen an. Nehmen Sie die Farben, Muster und Formen in Ihrer Umgebung wahr. Wenn Ihnen das alles schon sehr vertraut ist, betrachten Sie es einmal anders als sonst. Achten Sie zum Beispiel darauf, welche Schatten und Muster das Licht wirft.
- Atmen Sie tief ein. Zuerst, um sich zu erden, dann, um sich mit dem Raum zu verbinden. Nehmen Sie die Gerüche in der Luft wahr. Haben Sie ätherische Öle verwendet? Wie erleben Sie den Raum anders, wenn Sie sich auf Düfte einstimmen?
- Spitzen Sie jetzt die Ohren. Nehmen Sie sich etwas Zeit, um wirklich zu hören. Was sind die alltäglichen Geräusche um Sie herum, die Sie normalerweise ausblenden? Gibt es Geräusche in der Ferne? Befinden Sie sich an einem vertrauten Ort, hören aber Dinge, die Sie vorher nicht wahrgenommen haben?

- Bewegen Sie vorsichtig Ihre Finger und legen Sie sie in Ihren Schoß. Was spüren Sie? Versuchen Sie, diese vertrauten Bewegungen anders zu erleben.
- Wenden Sie sich nun Ihrem Mund zu. Nehmen Sie wahr, was Sie schmecken. Ist es der Nachgeschmack vom Mittagessen? Ein Kaugummi? Werden Sie des Geschmacks gewärtig, ohne ihn zu bewerten (normalerweise schenken wir dem Geschmack im Mund nicht viel Aufmerksamkeit). Wie hilft Ihnen das, sich zu erden?
- Stellen Sie sich nun durch die Erfahrung Ihres dritten Auges einen sanften, schimmernden Regen vor, der Sie umgibt oder den Raum erfüllt. Dies ist eine Energie des Schutzes und der Klärung. Gewöhnen Sie sich an die Sanftheit des Regens und an das Gefühl der Ruhe, das er mit sich bringt. Sie sind in Sicherheit.
- Jetzt kommt die Anrufung. Sprechen Sie mit sanfter Stimme Ihr Anliegen aus. Eine mögliche Anrufung wäre zum Beispiel: »Die Botschaften, die ich von meinem Geistführer erhalte, dienen dem höchsten und weisesten Zweck.«
- Verbinden Sie sich weiter mit der Energie des dritten Auges. Nehmen Sie wahr, welche Bilder, Formen, Farben oder Botschaften Sie innerlich empfangen. Beobachten Sie einfach. Die Informationen mögen für Ihren Verstand keinen Sinn ergeben, weil sie auf bildhafte Weise ausgedrückt werden. Symbolik und das, was wir für unsere Vorstellungskraft halten, sind die Sprache des Geistes und Ihres Seelenselbst.
- Bitten Sie darum, dass einer Ihrer Geistführer hervortritt. Lassen Sie Raum für die Erfahrung. Stellen Sie Fragen und seien Sie offen für die Antworten, die Sie erhalten.
- Wenn Sie fertig sind, danken Sie Ihren Geistführern und verbinden Sie sich wieder mit Ihren fünf Sinnen und den Elementen in Ihrem physischen Raum.

ÜBUNG
Aufgabe: Intuitives Schreiben

Für diese Anregung zum Schreiben gibt es keine festen Regeln, da sie sich ausschließlich auf Ihr inneres Erleben und Gewahrsein bezieht. Nach der obigen Meditation greifen Sie zu Ihrem Notizbuch und den Stiften.

Schließen Sie die Augen und verbinden Sie sich mit der Energie Ihres dritten Auges. Zeichnen Sie Ihre Erfahrung.

Eine andere Möglichkeit besteht darin, Ihr Notizbuch zur Hand zu nehmen, während Sie sich mit Ihren Geistführern verbinden. Wenn Sie Bilder und Farben klar sehen, zeichnen Sie sie mit geschlossenen Augen. Stellen Sie Ihren Geistführern Fragen. Schreiben Sie die Antworten auf. Je öfter Sie das tun, desto leichter wird der Fluss für Sie.

Zusammenfassung

Unsere Reise nach innen über das Stirnchakra und das dritte Auge führt uns direkt zur ventral-vagalen Aktivität. Diese Nervenfasern sind mit den Augen verbunden, und die Augen spielen eine wichtige Rolle bei der emotionalen Verarbeitung. Therapeutische Verfahren wie EMDR haben sich aus diesem Verständnis heraus entwickelt. Augenbewegungstechniken sind gut erforschte Möglichkeiten für Therapierende, ihren Patient*innen zu helfen, traumatische Reaktionen aus ihrem System herauszuarbeiten.

Vertrauen Sie darauf, dass wir auch ein intuitives drittes Auge haben, das uns zu tieferen Wahrheiten des Seelenselbst führt. Seien Sie mit diesem Verständnis offen für das, was Ihnen dieses dritte Auge offenbart. Es ist wahr – Ihre Augen sind ein Fenster zu Ihrer Seele.

KAPITEL 10

EMPATHIE UND DAS KRONENCHAKRA

Das Kronenchakra befindet sich am Scheitelpunkt des Kopfes, dem höchsten Punkt des Körpers. Es verbindet uns mit dem Göttlichen und dem Kosmos. Gleichzeitig fließt die Energie des Chakras nach unten in den Körper. Das Chakra erinnert uns daran, dass wir alle auf göttliche Weise mit einem universellen Netz der Empathie verbunden sind. Hier liegt die Empathie, das Einfühlungsvermögen, mit dem Verständnis, dass wir alle durch diese Erfahrung des Menschseins gehen.

Stellen Sie sich die Energie des Kronenchakras wie eine spirituelle Steckdose vor. Sie können sich anschließen und göttliches Licht in Ihr System einspeisen. Durch dieses Chakra verändern Sie sich. Wenn Sie dafür offen sind, sendet das Kronenchakra wunderbare Botschaften in Ihr System.[100] Die Downloads, die Sie erhalten, sind ausschließlich auf Ihre Bedürfnisse abgestimmt und tragen Licht und Liebe in sich. Dieses Energiezentrum ist sozusagen eine Art himmlische Co-Regulationserfahrung.

Das Kronenchakra ist auch ein Energiezentrum, das im Alltag mit all seinen Stressfaktoren leicht in Vergessenheit gerät. Ich merke, dass sich mein Kronenchakra schließt, wenn ich anfange zu denken, zu lesen oder meine intellektuellen Aktivitäten der linken Gehirnhälfte zu nutzen, und dann muss ich mich bemühen, mich wieder mit ihm zu verbinden.

Menschen, die ihr Kronenchakra nicht nutzen, neigen dazu, die Lebensfreude anderer anzuzapfen, in dem unbewussten Versuch, ihre emotionalen Bedürfnisse zu befriedigen. Das Kronenchakra ist wie der Magnet in einem Kompass, der von den magnetischen Kräften der Erdpole angezogen wird. Es beeinflusst die Gesundheit und kann sie verbessern, da es mit einer Quelle göttlicher Energie verbunden ist. Sie können sich durch einfache Meditation und Konzentration mit diesem Chakra verbinden und so Ihr spirituelles Wohlbefinden steigern.[101]

Die universelle Quelle, das Netz des Lichts, das alle Seelen eint, ist der Ort, an dem Empathie entsteht. Die Beziehung zu etwas Größerem hilft uns zu verstehen, dass wir alle miteinander verbunden sind.

Die Farbe des Kronenchakras ist violett, wie es auch die Flamme der Transformation des heiligen Germanus (Saint Germain) war. Seit Jahrhunderten öffnen sich Mystikerinnen und Mystiker dem violetten Licht des heiligen Germanus, um Energien, die ihnen nicht mehr dienlich sind, auszugleichen und gegebenenfalls zu beseitigen. Das können Sie auch. Wenn Sie erschöpft sind, ist das Kronenchakra Ihre Energiequelle.

Kronenchakra und Vagusnerv

Das Kronenchakra befindet sich in der Mitte der Schädeldecke, zwischen dem Stirn- und dem Scheitellappen des Gehirns. Seine Energie liegt auf einer Linie mit dem Circulus arteriosus Willisii, dem Gefäßring an der Basis des Gehirns, wo die großen Hirnarterien verlaufen.[102] Der linke und der rechte Ast des Vagusnervs entspringen hier, im zehnten Hirnnerv.

In diesem Bereich des Gehirns beginnen auch die afferenten Fasern des Sehnervs, des Trigeminusnervs, des Kiefernervs und des Unterkiefernervs.[103] Alle diese Nervenfasern leiten Empfindungen vom Gesicht zum Gehirn. Sie ermöglichen Riechen, Sehen, Augenbewegungen, Schmecken, Hören und Gleichgewicht. Die Nervenaktivität im oberen Teil des Gehirns, wo sich das Kronenchakra befindet, bringt uns auf den Weg der Begegnung mit der Welt, indem sie uns hilft, die fünf Sinne zu nutzen.

Wie bereits in Kapitel 9 erwähnt, ist der obere Teil des Gehirns für höheres Denken, symbolische Kommunikation, bildhaftes Vorstellungsvermögen und auch Intuition zuständig. Sowohl das Kronenchakra als auch das Stirnchakra sind mit dem dorsalen medialen Kern des Thalamus verbunden, der als Filter zwischen dem Großhirn und dem Hirnstamm fungiert.[104] Er leitet gefilterte emotionale Botschaften, Informationen von den Sinnesorganen sowie Botschaften über Schlaf und Bewusstsein an den präfrontalen Kortex weiter. Die afferenten Nervenfasern entlang des Kehlkopfchakras, des Stirnchakras und des Kronenchakras dienen dem Empfang von Signalen. In diesem Bereich hören wir zu, erfassen etwas und kommunizieren emotionale Verbundenheit und höheres Gewahrsein. Dies entspricht dem Bedürfnis, verstanden zu werden und andere zu verstehen – die Wurzel der Empathie.

ÜBUNG

Ventral-vagaler Zustand und das Kronenchakra

Unterschätzen Sie niemals die heilende Kraft Ihrer eigenen Berührung, wenn Sie sich selbst regulieren müssen. Die Energiezentren in den Handflächen leiten die liebevolle Energie des Herzchakras in die Arme und nach außen.[105] Der Kopf ist ein besonders sensibler Teil des Körpers. Wenn Sie die Energiezentren an Kopf und Gesicht mit Ihren Händen beruhigen, können Sie ein Gefühl liebevoller Verbundenheit mit sich selbst entwickeln.

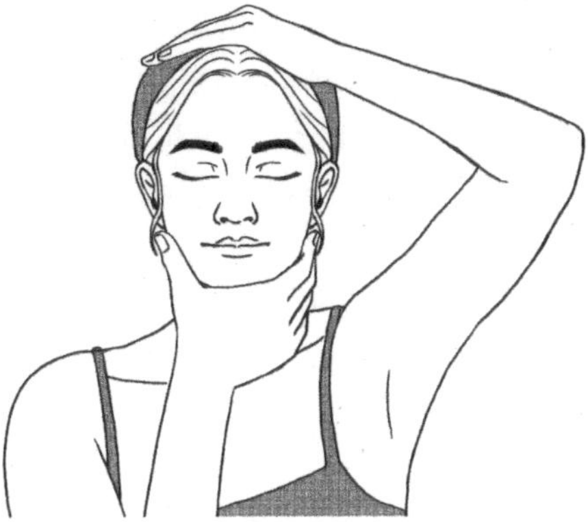

Abbildung 4: Beruhigung der Krone und des Vagusnervs

- Legen Sie eine Hand auf die Unterseite Ihres Kiefers. Ihr Kinn sollte in der Mitte zwischen Daumen und Zeigefinger ruhen, die Handfläche zeigt zum Kehlkopfchakra.
- Die andere Hand legen Sie nun mit der Handfläche nach unten auf die Oberseite Ihres Schädels am Scheitel- oder Kronenchakra.
- Sobald Sie diese Position eingenommen haben, atmen Sie tief ein.
- Dann atmen Sie langsam und vollständig aus, wodurch Sie den ventral-vagalen Zustand aktivieren und Ihre Herzfrequenz senken.
- Atmen Sie so lange ein und aus, wie Sie brauchen, um zur Ruhe zu kommen.

Bei dieser Übung liegen die Finger an der Unterseite des Kiefers auf den myelinisierten Nerven, die das Gesicht, den Hals und das Mittelohr durchziehen. Die Handflächen haben ihre eigene chakrische Energie, und all diese Energiezentren von Kopf und Händen sind in einem schönen zirkulierenden Fluss miteinander verbunden, der über den Vagusnerv und die Chakras Sicherheitsimpulse sendet.

Mit der Hand am Kinn stimulieren Sie sanft die ventral-vagalen Nervenfasern um Ihr Gesicht und Ihren Hals. Stellen Sie sich vor, dass die Hand Ihr Gesicht streichelt. Wie fühlt sich das an? Bleiben Sie in dieser Position, solange es Ihnen angenehm ist. Danach wechseln Sie die Hand. Wie fühlt sich die neue Position an? Verändert sich die Energie? Machen Sie diese Übung immer dann, wenn Sie sich sicher und geborgen fühlen möchten.

Gerechtigkeit – die höchste Form der Empathie

Durch unsere menschliche Verbundenheit entdecken wir unsere eigene Menschlichkeit. Gerechtigkeit entsteht, wenn wir verstehen, dass jeder Mensch seinen eigenen Weg geht und seine eigene Lebensaufgabe hat, für die er einstehen muss. Es fällt uns leichter, alle Individuen als gleichwertig zu behandeln, wenn wir erkennen, dass jeder seine eigene Lichtquelle hat.

Empathie bedeutet, sich bei der fleißigen Kassiererin im Supermarkt zu bedanken, auch wenn sie vielleicht etwas langsam arbeitet, weil sie schon seit Stunden an der Kasse sitzt und müde ist. Es bedeutet, sich Zeit für den Dreijährigen zu nehmen, der scheinbar grundlos schreit, und ihm zu helfen, sich zu beruhigen. Empathie ist auch, in die Augen eines Menschen mit einem anderen Hintergrund zu schauen und seine Seele zu sehen.

Gerechtigkeit heißt, die eigenen Ängste vor jemandem zu respektieren und dennoch Raum für sein Menschsein zu schaffen. Zu erkennen, wenn man jemandem nicht aufmerksam zuhört, und sich wieder bewusst auf ihn zu konzentrieren. Gerechtigkeit bedeutet auch, innere Muster, die andere verletzen, bewusst zu verändern und sich für verletzende Äußerungen zu entschuldigen. Sobald Sie Ihren Schmerz heilen, werden Sie aufhören, um sich zu schlagen. Dies wird den Welleneffekt der Entkoppelung stoppen und Sie werden in der Lage sein, zur kollektiven Heilung beizutragen.

Andere Menschen zu achten, sollte Ihnen ein echtes Anliegen sein. Erinnern Sie sich an einen Moment, in dem jemand etwas getan oder gesagt hat, das Ihr Leben zum Besseren verändert hat? Wenn Sie Freundlichkeit und Güte ausstrahlen, bleiben Sie mit dem Netz verbunden, das alle Seelen verbindet.

Mitleid – die niedrigste Form der Empathie

Wenn Sie Mitleid für jemanden empfinden, tut er Ihnen leid. Damit stellen Sie sich über ihn. Sie werden zu einem Teil des sogenannten Dramadreiecks[106], in dem Sie die Rolle des Retters einnehmen und dem vermeintlichen Opfer zu Hilfe eilen. Sobald Sie sich in diesem Dreieck befinden, kann es aber auch zu einem Rollenwechsel kommen, bei dem Sie plötzlich als »Täter« angesehen werden.

Retten aus Mitleid bedeutet, jemandem die Hausaufgaben abzunehmen, jemandem einen Job zu geben, obwohl er oder sie gar nicht arbeiten will, oder jemandem eine lästige Pflicht abzunehmen, weil er oder sie keine Lust dazu hat. Mitleid ist Kontrolle. Wenn Sie aus einer Retterposition heraus handeln, nehmen Sie einer anderen Person die Macht, eigene Entscheidungen zu treffen.

Jeder ist für seinen Weg selbst verantwortlich. Ein wirksamer Retter im Sinne eines reifen und partnerschaftlichen Verhaltens wird dem Opfer Hilfe zur Selbsthilfe anbieten, anstatt ihm seine Probleme abzunehmen.

Eine positive Verhaltensänderung könnte sein, sich Zeit zu nehmen und zuzuhören. Dies stärkt den ventral-vagalen Zustand bei beiden Parteien. Wenn Sie wirklich zuhören, kann sich Ihr Gegenüber beruhigen. Jemanden dort abzuholen, wo er steht, und nicht zu erwarten, dass er die gleichen Ansichten hat wie man selbst, macht einen großen Unterschied.

ÜBUNG
Visualisierung der violetten Flamme

Zu Beginn dieses Kapitels habe ich kurz den heiligen Germanus und die violette Flamme erwähnt. Germanus gilt als »aufgestiegener Meister«. Die Visualisierung der violetten Flamme ermöglicht es, Altes loszulassen und neuen Kräften zu Raum geben. Diese Flamme der Barmherzigkeit und der Heilung verbrennt nicht, sondern verwandelt. Das Bild der violetten Flamme hilft, den Mut und die Hingabe zu finden, sich auf tiefgreifende Veränderungen einzulassen.

Diese Meditation reinigt die Energie im Körper und in den feinstofflichen Feldern. Ich empfinde sie als sehr kraftvoll. Im Folgenden ist eine Möglichkeit beschrieben, wie Sie die Meditation durchführen können:

- Setzen oder legen Sie sich hin.
- Entspannen Sie sich und ziehen Sie den Atem bis in die Beine, um Verspannungen zu lösen. Atmen Sie in den Oberkörper und lassen Sie die Bauchmuskeln locker.
- Stellen Sie sich eine violette Flammenkugel über Ihrem Kopf vor. Bleiben Sie entspannt und verbinden Sie sich mit dieser Energie.
- Sobald Sie die Verbindung spüren, lassen Sie die Kugel langsam nach unten sinken. Bitten Sie die Flamme, auf ihrem Weg alle unvollkommenen Energien aufzulösen und zu transformieren.
- Spüren Sie, wie die helle, angenehm warme Flamme Ihren Nacken und Ihre Schultern umhüllt.
- Atmen Sie tief ein. Ziehen Sie die violette Flamme in Ihre Nasenlöcher, Ihren Hals und Ihre Ohren. Mit einem weiteren tiefen Atemzug ziehen Sie die Energie nach unten in Ihre Brust, Ihr Herz und Ihr Zwerchfell.

- Bitten Sie die Flamme weiterhin, Sie von alten Verletzungen oder Verbindungen zu befreien, die Ihnen nicht mehr dienen.
- Vertrauen Sie der Energie der Flamme und erlauben Sie ihr, die Bereiche Ihres Körpers zu durchkämmen, die eine Anpassung benötigen. Geben Sie ihr die Zeit, die sie braucht, um diese Bereiche zu reinigen.
- Sprechen Sie die folgende Anrufung:
  Flamme der Barmherzigkeit. Flamme der Vergebung.
  Ich danke dir für deine heilende Verwandlung.

Bleiben Sie noch eine Weile in der Ruheposition und achten Sie darauf, wie Sie sich nach dieser Visualisierung fühlen. Wenn ich diese Übung mache, stelle ich mir manchmal auch vor, dass die Flamme vom Boden aufsteigt, zuerst an meinen Beinen entlang bis zum Wurzelchakra. Versuchen Sie das einmal in einer anderen Meditation. Nehmen Sie wahr, wie sich die Energie anfühlt und wie sie auf Sie wirkt.

Realität ist relativ

Meine Realität ist anders als Ihre. Sie ist das Ergebnis eines Geflechts von Ereignissen in meinem Leben und der Art und Weise, wie ich sie interpretiere. Das Gleiche gilt für Ihre Realität. Wenn wir das anerkennen, können wir auch die Menschen um uns herum anerkennen.

Wer sich einbildet, nur seine eigene Realität sei die »richtige«, entscheidet sich dafür, sich von Menschen abzusondern, die sein Leben bereichern könnten. Allzu oft versuchen Menschen, anderen ihre Realität aufzuzwingen. Das kann man überall beobachten, es war schon immer so. Ich persönlich erlebe es oft in der therapeutischen Arbeit mit Paaren.[107]

Oft nimmt sich keiner der Partner die Zeit, den Standpunkt des anderen zu erfragen. Beide fühlen sich unmittelbar bedroht, wenn die geliebte Person eine Situation anders sieht. Die Sichtweise des anderen zu respektieren, bedeutet aber nicht, die eigene zu verlieren. Erinnern Sie sich, was Sie in Kapitel 5 über emotionale Grenzen gelesen haben? Es ist ein Unterschied, ob man versucht, den anderen zu verstehen, oder ob man seine Meinung übernimmt.

Es ist der Raum zwischen uns, in dem die ehrliche Verbindung liegt, denn dieser Raum wird ständig ausgehandelt. Wenn wir der Perspektive der anderen Person Raum geben, ohne zu übernehmen, was sie denkt, fühlt oder sagt, können wir ihre Realität in Ruhe wahrnehmen. Das gilt nicht nur für unsere Lieben, sondern für alle Menschen um uns herum. Das ist gelebte Empathie.

Das Wissen um die eigene Realität ist der Schlüssel zu einer guten inneren Abgrenzung. Das macht es viel leichter, aus der Dimension der Empathie heraus zu handeln und für den anderen da zu sein.

Jarons Geschichte: Wenn recht haben falsch ist

Jaron war 30 Jahre alt, als er zu mir in Therapie kam, weil er kurz davor stand, seinen Arbeitsplatz zu verlieren. Seine zweite Freundin innerhalb eines Jahres hatte ihn gerade verlassen. In der ersten Sitzung beklagte sich Jaron darüber, dass keine der beiden Freundinnen »es kapiert« habe und dass der Abteilungsleiter, für den er arbeitete, ein Idiot sei. In der zweiten Sitzung erzählte er dann auch, dass er einmal während einer hitzigen Debatte in einer Sitzung einen Stuhl quer durch den Raum geworfen habe. Zum Glück rief niemand die Polizei, was durchaus möglich gewesen wäre.

Jedes Mal, wenn er zu einer Therapiesitzung kam, hatte er einen Grund zu schimpfen: über die dumme Kellnerin im Restaurant, über all die Blödmänner im Straßenverkehr oder jemanden, der ihn irgendwie aufgehalten oder gestört hatte. Es war schwer, Jaron dazu zu bringen, sich auf andere Gefühle als selbstgerechte Empörung zu konzentrieren. Sein Kampf mit der Welt war in Wirklichkeit ein Kampf mit sich selbst.

Jarons therapeutischer Durchbruch kam, als seine Eltern sich trennten. Seine Mutter erklärte, sie habe genug von den ewigen Streitereien und Auseinandersetzungen mit ihrem Mann. Jaron schien darüber schockiert zu sein. Als wir analysierten, warum er so aufgebracht war, erkannte er, dass er mit seinen ständigen Wutausbrüchen familiären Mustern folgte. Das machte ihm Angst.

»Sie sagt, er hat ihr nie zugehört.« Er zuckte mit den Schultern, aber sein Gesicht lief rot an. »Ich erinnere mich, dass er sie oft als dumm beschimpft hat.«

»Wie war das für Sie, als Ihr Vater Ihre Mutter ständig als dumm bezeichnete?«

»Na ja, manchmal hatte er ja recht.« Für einen Moment blitzte sein Hochmut auf, der aber schnell wieder verflog. Mit plötzlich hängenden Schultern sagte er: »Sie tut mir ein bisschen leid. Sie wirkt sehr niedergeschlagen, deprimiert, und ich mache mir Sorgen um sie.«

»Haben Sie sie schon einmal dumm genannt?«

»Ja.«

Nach dieser Aussage begann Jaron zu weinen. Im folgenden Gespräch konnten wir herausarbeiten, dass er seine Mutter liebte und sich um sie sorgte. Wir machten erste Fortschritte in Bezug auf seine Schwierigkeiten mit Empathie. Jorans weichere Seite kam zum Vorschein und er zeigte echte Gefühle.

In den folgenden Monaten besprachen wir, wie er Verantwortung für sein Verhalten anderen gegenüber übernehmen könnte. Wenn wir darüber redeten, wie andere ihn in der Vergangenheit schlecht behandelt hatten, konnte er seine emotionale Verletzlichkeit zeigen. Er begann zu akzeptieren, dass seine Handlungen Versuche waren, seinen verleugneten Schmerz zu unterdrücken und ihn auf andere zu übertragen.

Nach einigen Monaten der Therapie ging Jaron eine neue Beziehung ein. Wir arbeiteten an effektiveren Kommunikationsstrategien und Empathiewerkzeugen. Er blieb bewusst präsent, wenn seine Freundin verärgert war oder schwierige Gefühle ausdrücken musste. Wenn er merkte, dass er sich durch die Meinung eines anderen bedroht fühlte, wandte ich somatische Therapiemethoden an, um ihm Zugang zu den verletzlicheren Gefühlen zu verschaffen, die er zu verbergen versuchte.

Ein Jahr später verlobte sich Jaron. Er arbeitete immer noch in seinem alten Job und kommunizierte nun effektiver mit seinen Kollegen. Einmal im Monat kommt er noch zur Therapie, zu seinem »monatlichen Tune-up«, wie er es nennt. Er sagt, er genieße das Leben jetzt viel mehr, weil er sich nicht mehr so sehr von seiner Wut leiten lasse.

Empathie ist Unvoreingenommenheit

Unvoreingenommen sein. Sich eines Urteils enthalten. Wie könnte das aussehen? Wann haben Sie dies das letzte Mal ganz bewusst getan?

Sie können sich bestimmt erinnern, wann Sie das letzte Mal ein Urteil gefällt haben. War es heute Morgen? Vor zwei Minuten? Ging es um die neue Jacke Ihres Nachbarn oder um etwas, das Sie in den Nachrichten gehört haben? Oder war es Ihr Eindruck von jemandem, der neben Ihnen in der U-Bahn saß?

Durch das Urteilen bleiben Sie im Zustand der Getrenntheit. Die Trennung erfolgt aber nicht nur von anderen, sondern auch vom eigenen authentischen Selbst. Das Bewerten anderer verdrängt das Gefühl der eigenen Verletzlichkeit (wie bei Jaron). Wer Angst vor solchen Gefühlen hat, wendet möglicherweise Schutzstrategien an – wie das Urteilen –, die verletzend sein können.

Die Aggressivität, die das Urteilen erfordert, hält uns in der Offensive. Manchmal wählen wir versteckte, manchmal offene Aktionen.

Manchmal sind es schnelle Gedanken, manchmal sogar regelrechte Beleidigungen.

Wenn wir urteilen, müssen wir uns eine Erzählung zurechtlegen, die uns erlaubt, in unserer eigenen Version des Lebens zu schwelgen. Wir müssen uns nicht mehr wirklich für jemanden interessieren oder gar die Welt aus seiner Perspektive betrachten. Wir können es uns in unserem kleinen Nest der Überlegenheit bequem machen.

Empathie ist die Absicht, nicht zu urteilen. Sie ist eine emotionale Kompetenz, denn sie erfordert Beständigkeit. Empathie ist wahre Meisterschaft.

ÜBUNG
Empathie visualisieren

Der beste Weg, etwas zu verändern oder zu erreichen, ist, es sich zuerst vorzustellen. Versuchen Sie die folgende Visualisierung, die die Aktivierung des Stirnchakras mit der Energie des Kronenchakras verbindet.

- Denken Sie an eine Person, mit der Sie momentan nicht gut auskommen.
- Stellen Sie sich vor, diese Person steht Ihnen in diesem Moment gegenüber.
- Nehmen Sie sich Zeit, diese Person anzuschauen. Betrachten Sie ihr Gesicht und achten Sie besonders auf den Ausdruck ihrer Augen.
- Wie fühlen Sie sich dabei? Fühlen Sie sich bedroht? Abgelehnt? Oder sind Sie verängstigt? Wütend? Verletzt? Traurig?
- Schauen Sie sich nun um und links und rechts an Ihrem Gegenüber vorbei. Was sehen Sie hinter der Person und seitlich von ihr?
- Sehen Sie irgendwelche Gegenstände? Bilder? Andere Menschen?

- Was sagen die Bilder darüber aus, wie die Person gelernt hat, mit ihrer Welt umzugehen?
- Was verstehen Sie jetzt besser, nachdem Sie gesehen haben, womit diese Person es zu tun hat?
- Welche Gefühle und Gedanken kommen bei Ihnen hoch?
- Welchen Schmerz der eigenen Existenz spiegelt Ihnen die Person?

Notieren Sie, was sich spiegelt. Was fällt Ihnen auf, wenn Sie die Antworten auf die obigen Fragen aufschreiben? Wie fühlen Sie sich dabei? Diese Visualisierung hat eine nachhaltige und tiefgreifende Wirkung. Fahren Sie in den nächsten Tagen und Wochen mit dem Notieren und Verarbeiten fort, denn dies ist eine transformative und manchmal komplexe Aufgabe.

ÜBUNG
Schreibübung: Reflexion über Empathie

Es mag peinlich sein, über die Verletzungen nachzudenken, die wir anderen in der Vergangenheit zugefügt haben, aber niemand kommt ohne Schuld durchs Leben. Ob auf dem Spielplatz, in der Schule oder im Konferenzraum, jeder von uns hat mit Sicherheit schon einmal etwas zu Ungunsten eines anderen durchgeboxt.

Schreiben Sie anhand der folgenden Anregungen über eine Situation, in der Sie jemanden verletzt haben in Ihr Journal. Überlegen Sie, was Sie heute anders machen würden oder wie Sie es wiedergutmachen könnten.

- Wenn Sie die Möglichkeit hätten, zu einem Zeitpunkt zurückzugehen, an dem Sie etwas gesagt oder getan haben, das jemanden verletzt hat, was würden Sie jetzt anders machen oder sagen?

- Wie können Sie sich jetzt schreibend bei dieser Person entschuldigen?
- Können Sie das hawaiianische Vergebungsgebet (siehe Seite 179) auf das Geschriebene anwenden?

Zusammenfassung

Das Kronenchakra führt Sie aufwärts in das Reich des Göttlichen. Durch dieses Chakra ziehen Sie Energie in Ihr System, um sich aufzuladen und zu transformieren. Wenn Sie dafür offen sind, schenkt Ihnen das Kronenchakra Licht, Sicherheit und Verbundenheit mit dem größeren Ganzen.

Das Kronenchakra befindet sich in der Mitte des Schädels und zwischen dem Stirn- und dem Scheitellappen des Gehirns. Der linke und der rechte Zweig des Vagusnervs entspringen hier aus dem zehnten Hirnnerv und ziehen durch den Körper, wobei sie sich mit den Organen und anderen Systemen verbinden, die Botschaften der Sicherheit erzeugen.

Die Energie dieses Chakras ist die Dimension der Empathie. Wenn wir Empathie anwenden können, indem wir spiegeln, was andere in uns sehen, können wir Heilung in uns selbst und in unserem Umfeld ermöglichen.

TEIL 3

VERTIEFUNG IHRER ARBEIT

KAPITEL 11

DIE SPIRITUALITÄT DER TRAUMAHEILUNG

Stärke bedeutet nicht immer »durchhalten«. Das Leben mit einem Trauma ist kein Marathonlauf, bei dem gewinnt, wer trotz Schmerzen am besten läuft.

Ein überholtes Missverständnis über die Bewältigung von Traumata ist, dass es von Schwäche zeugt, wenn man nicht in der Lage ist, »damit umzugehen«. Nach dem, was Sie bisher darüber gelernt haben, wie das Gehirn und das Nervensystem Informationen und Sicherheitsbedingungen verarbeiten, werden Sie verstehen, dass Traumareaktionen nichts mit Charakterschwäche zu tun haben. Was als Mangel an emotionalen oder sozialen Fähigkeiten erscheint, sind angepasste physiologische Reaktionen, die sich zeigen, wenn wir mit anderen in Kontakt treten.

Das Prinzip des »Durchwurstelns« oder »Abschüttelns« funktioniert hier nicht. Vielleicht wäre »verarbeiten« ein besserer Begriff. Wenn jemand etwas Bedrohliches erlebt hat, ist es sehr hilfreich, dieses Ereignis so schnell wie möglich zu verarbeiten, zum Beispiel durch ein Gespräch mit einem Freund, durch körperliche Aktivität, durch bewusstes Atmen oder durch EMDR. So können spätere heftige Reaktionen vermieden werden.

Nach einem beunruhigenden Ereignis brauchen Ihr Gehirn und Ihr zentrales Nervensystem Zeit, um die Realität des Geschehenen zu verarbeiten. Wenn Sie sich als Reaktion mit Drogen oder Alkohol betäuben oder aber so tun, als wäre nichts gewesen (oder wenn Sie dissoziiert haben, weil das Erlebte zu beängstigend war), wird die Bedeutung dessen, was geschehen ist, weiterhin in Ihrem System verarbeitet und verlangt irgendwann danach, »gehört« zu werden.[108] Meine Patientin Janelle machte diese Erfahrung, als sie eine unerklärliche Reaktion auf den Geruch des Rasierwassers eines Mannes zeigte.

Janelles Geschichte

Janelle ist 45 Jahre alt, glücklich verheiratet und Mutter von Zwillingstöchtern im Teenageralter. Sie kam zum ersten Mal in meine Praxis, nachdem sie während eines Ausflugs mit ihren Freundinnen in einem Park heftig zitternd zusammengebrochen war.

Was war passiert? Ein Jogger war an der Gruppe vorbeigelaufen. Als er die Frauen überholte, roch Janelle sein Aftershave. Das löste eine Erinnerung in ihr aus, von der sie gar nicht wusste, dass sie sie hatte. Während ihrer Collegezeit hatte ihr jemand eines Abends in einer Studentenbar auf dem Campus etwas in ihr Getränk geschüttet. Am nächsten Morgen wachte sie allein und vollständig bekleidet auf einer Couch in einer fremden Wohnung auf. Sie hatte keine blauen Flecken, und ihr Körper fühlte sich in keiner Weise verletzt an. Janelle führte das Erlebnis auf übermäßigen Alkoholkonsum zurück. Sie nahm an, dass jemand sie mit nach Hause genommen und ihr das Sofa zum Schlafen angeboten hatte.

Doch ihre olfaktorische Wahrnehmung des Joggers im Park löste eine jahrzehntelang unterdrückte (implizite) Erinnerung aus ihrem System. Plötzlich war da ein Mann, der auf ihr lag. Der Duft seines Rasierwassers war so stark gewesen, dass sie bei der Erinnerung daran würgen musste. Nach diesem Tag im Park kamen nach und nach detailliertere (explizite) Erinnerungen zurück. Janelle kämpfte mit der Situation und wachte nachts schweißgebadet und von Albträumen geplagt auf. Wenn eine ihrer Töchter abends das Haus verließ, hatte sie große Angst. Sie dissoziierte, war jähzornig und reizbar. Sie kapselte sich ab und reagierte nicht mehr auf die Nachrichten ihrer Freundinnen. Um sich zu beruhigen, versuchte sie sich sogar einzureden, dass sie sich die Erinnerungen nur einbilde.

In der Therapie arbeiteten wir dann gezielt mit EMDR an den nebulösen Bildern, die in ihr aufgetaucht waren. Nach einigen Monaten gelang es uns, die Reaktionen ihres Systems zu bearbeiten. Wir diskutierten viel darüber, ob das Ereignis wirklich stattgefunden hatte oder nicht. Sie wollte niemanden zu Unrecht beschuldigen für etwas, das einvernehmlicher Sex gewesen sein könnte, wenn auch unter Alkoholeinfluss. Unsere Gespräche drehten sich nicht um strafrechtliche Maßnahmen, sondern darum, wie ihr Körper und ihre Psyche das Geschehene interpretiert hatten (dass sie sich hilflos und unsicher gefühlt hatte). Wir arbeiteten daran, wie sich dies in ihrem System ausdrückte, sodass sie ohne Reaktion und mit kühlem Kopf Situationen als das erkennen konnte, was sie waren. Janelle registriert es jetzt bewusst, wenn sie »Restreaktionen« hat, die mit den Emotionen rund um das Ereignis zusammenhängen.

Die Sinne speichern Erinnerungen

Die ersten Wochen nach einem traumatischen Ereignis werden in den USA nach dem *DSM-5* (Diagnostischer und statistischer Leitfaden psychischer Störungen)[109] als akute Phase bezeichnet. Wenn es der betroffenen Person in dieser Zeit gelingt, ihr System unter Kontrolle zu halten, können spätere heftigere Abwehrreaktionen vermieden werden.

Jeder Mensch ist einzigartig. Manche Nervensysteme sind widerstandsfähiger gegen ein belastendes oder schockierendes Ereignis als andere. Menschen verarbeiten Situationen unterschiedlich und geben ihnen verschiedene Bedeutungen. Man denke nur an ein (traumatisches oder nicht traumatisches) Ereignis in der Kindheit, an das sich ein Geschwisterteil ganz anders oder vielleicht auch gar nicht erinnert.

Wie sicher Sie sich in Ihrer Kindheit gefühlt haben und wie häufig Ihr sympathisches Nervensystem in dieser Zeit aktiviert wurde, beeinflusst Ihre persönliche Dynamik im späteren Leben. Ich habe die Erfahrung gemacht, dass mein Nervensystem mit zunehmendem Alter weniger belastbar ist. Schwierige Erlebnisse in der Kindheit – zusammen mit ganz normalen Lebensereignissen – haben dazu geführt, dass ich als Erwachsene sehr bewusst mit Problemen umgehe. Ich habe EMDR- und IFS-Therapien gemacht, meditiere regelmäßig, mache Energiearbeit und achte auf eine gesunde Lebensweise. Ein achtsamer, liebevoller und heilsamer Umgang mit meinen Mitmenschen bietet mir die Möglichkeit zur Co-Regulation. Ich betrachte die Steuerung meines zentralen Nervensystems als eine emotionale, geistige und spirituelle Angelegenheit.

Mangelnde Widerstandsfähigkeit Ihres Nervensystems ist kein »Charakterfehler«, sondern einfach Biologie, die sich in Ihren emotionalen, psychologischen und spirituellen Begegnungen mit der Welt manifestiert. Als Erstes möchte ich Sie dazu ermutigen, sich selbst in Ihrer ganzen Komplexität zu akzeptieren. Über je mehr Gewahrsein Sie verfügen, desto mehr Fähigkeiten der Selbstfürsorge können Sie in Ihr Leben integrieren. Sie sind nicht verantwortlich für Ihren Schmerz als Kind, sehr wohl aber für Ihre Heilung als Erwachsener. Und Sie müssen die Verantwortung für Ihre Handlungen übernehmen, wenn Sie Ihre Verletzungen an andere weitergeben.

Die Weigerung, zu heilen, beeinträchtigt Ihr Wohlbefinden mehr als die momentane Unannehmlichkeit, alte Themen in Therapiesitzungen wieder aufzugreifen, um den Schmerz zu lindern.[110] Ich vergleiche die Ablehnung von therapeutischer Heilung mit einem Rucksack, der nie geleert wird. Er wird mit den Jahren immer schwerer und größer.

In den letzten Jahrzehnten haben sich die Forschung und der Zugang zum Wissen über Heilungsmöglichkeiten stark verbessert. Sie haben die Goldmedaille in der Hand, und Sie müssen keinen Marathon mit gebrochenen Knochen laufen, um sie zu erringen. Durch die Heilung von Traumata werden die »falschen Messungen« in Ihrem System beseitigt. Die Linderung von Traumareaktionen schafft Raum, um präsent zu sein für das, was in Ihrem Leben geschieht, da Ihr Vagusnerv und andere Aspekte Ihres Systems, wie Ihre Chakras, eine Situation genau berechnen können. Traumatherapie lässt Sie wieder aufatmen. Sie gibt Ihnen Ihr Seelenselbst zurück, mit all Ihrer Freude, Neugier und Einzigartigkeit. Der spirituelle Weg ist seelische Heilung.

Chakras und Trauma

In vorangegangenen Kapiteln habe ich erwähnt, dass ich für meine therapeutische Arbeit die Chakras in zwei Kategorien unterteile – die essenziellen Chakras und die sich entwickelnden Chakras. Die beiden Begriffe habe ich aufgrund der Art und Weise gewählt, wie sich diese Energiezentren in der Traumabearbeitung darstellen. Die essenziellen Chakras – Wurzelchakra (Körper), Sakralchakra (Emotionen) und Solarplexus (Geist) – tragen die Identität des menschlichen Selbst und die Erinnerungen an vergangene Ereignisse in sich. Sie sind die Energiezentren, die uns dazu bringen, unsere biologischen und sozialen Bedürfnisse zu befriedigen. Die sich entwickelnden Chakras, das heißt das Herzchakra (Mitgefühl), das Kehlkopfchakra (Verbundenheit), das Stirnchakra (Spiritualität) und das Kronenchakra (Empathie), verfügen über das Potenzial für neue Bedeutungen und die Fähigkeit, sich authentisch mit anderen und dem Seelenselbst zu verbinden.

Ich betrachte also die essenziellen Chakras als in den Fundamenten der Vergangenheit verwurzelt und die sich entwickelnden Chakras als auf das zukünftige Du zustrebend. Darüber hinaus sind alle diese Energiezentren an einem kollektiven Prozess beteiligt, der das System über vergangene und gegenwärtige Begegnungen informiert. Wir können nicht zu den sich entwickelnden Chakras übergehen, wenn wir nicht die archaischen Energien, die in den essenziellen Chakras verborgen sind, geheilt, geerdet und wiederhergestellt haben. Verlustschmerz kann im Herzchakra genauso tief empfunden werden wie im Sakralchakra. Die Chakras können, wie unser biologisches System, nicht unabhängig voneinander funktionieren, zumindest nicht auf Dauer.

Unsere essenziellen Chakras sind der Ort, an dem sich unsere »Kinder« verbergen. Dies sind die jungen Teile unserer Psyche, die Erfahrungen der Verbundenheit mit unseren Bezugspersonen enthalten. Wenn die frühen Erfahrungen sicher und liebevoll waren, sind die Energien hier ausgeglichen. Allerdings hat niemand eine perfekte Kindheit. Selbst die wohlmeinendsten Eltern machen gelegentlich Fehler, genauso wie Tagesmütter oder Kindergärtner*innen. Die Bedürfnisse eines Kindes bleiben dann vielleicht für einen kurzen Moment unbefriedigt. Ein Säugling oder ein Kleinkind kann einen solchen Moment aber möglicherweise als unerträglich und beängstigend empfinden. Solche Augenblicke mangelnder Sicherheit werden in den essenziellen Chakras registriert, da dies die Energiezentren sind, die in der menschlichen Entwicklung zuerst aktiviert wurden.[111] Die Überzeugung der Kinder, dass die Welt für sie kein sicherer Ort ist, sitzt dann zunächst tief.

Traumabegriffe

Wenn Sie Definitionen für Ihre Erfahrungen haben, können Sie besser verstehen, was vor sich geht. Es hilft Ihnen auch zu erkennen, wann Sie Hilfe suchen sollten. *»Trauma«* ist ein allgemeiner Begriff, der sich auf die körperlichen und emotionalen Auswirkungen eines belastenden Ereignisses bezieht. Ein Trauma ist eine Verletzung des Gefühls von Sicherheit und Verbundenheit. Meinen Patientinnen erkläre ich es so, dass durch ein Trauma die Vergangenheit die Gegenwart beherrscht und die zukünftigen Ergebnisse bestimmt.

Eine *posttraumatische Belastungsstörung (PTBS)* bezeichnet wiederholte, sich aufdrängende Erinnerungen an ein überwältigendes, extrem belastendes Ereignis, wie einen schweren Unfall, eine Vergewaltigung oder eine andere Gewalttat oder eine Naturkatastrophe.[112] PTBS und akutes Trauma sind die einzigen Arten von Trauma, die im *Diagnostic of Statistical Manual of Mental Disorders (DSM-5)* als solche definiert sind. Das Wiedererleben traumatischer Erinnerungen (Flashbacks) und Vermeidungsverhalten können dazu führen, dass eine Person in allen Bereichen ihres Lebens eingeschränkt ist.

Traumata aufgrund eines einzelnen Ereignisses werden als *Typ-I-Traumata* bezeichnet. Die Schwere der belastenden Situation kann dabei ganz unterschiedlich sein. Ein lebensbedrohliches Ereignis wie ein Raubüberfall mit vorgehaltener Waffe wird mit hoher Wahrscheinlichkeit zu einer Traumafolgestörung führen. Ein Beispiel für ein weniger schwerwiegendes Ereignis, das dennoch traumatisierend wirken kann, wäre ein Unfall mit Blechschaden auf dem Parkplatz eines Supermarktes. Dies ist auf jeden Fall ein beunruhigendes Vorkommnis, welches vielleicht dazu führt, dass Sie beim Autofahren noch viel aufmerksamer sein werden, als Sie es ohnehin schon sein sollten. Ein schwerer Autounfall dagegen wäre ein weiteres Beispiel für ein Ereignis, das ein gravierendes Trauma auslösen kann. Die Art und Weise, wie Sie danach von der Polizei oder im Krankenhaus behandelt werden, kann die Intensität des Erlebnisses verstärken oder abschwächen.

Es gibt auch ein »Zuschauer-Trauma«. Wenn zum Beispiel jemand Zeuge eines schweren Autounfalls wird, erlebt er dies »stellvertretend« für die direkt Beteiligten. Therapeuten, Nachrichtenreporter und medizinisches Personal sind häufig von einem solchen sekundären Trauma betroffen. Sollten Sie also in einem Beruf arbeiten, in dem Sie immer wieder mit traumatischen Ereignissen und deren Folgen konfrontiert werden, ist es wichtig für Sie, auf sich selbst zu achten, um eine berufsbedingte Traumatisierung zu vermeiden.

Entwicklungstraumata und wiederholte komplexe Traumata *(Typ-II-Traumata)* sind ebenfalls häufige Themen in der Traumatherapie. Menschen, die in einer gewalttätigen, vernachlässigenden oder physisch oder emotional unsicheren Umgebung aufgewachsen sind, können durch diese Situation traumatisiert werden und ein Entwicklungstrauma erleiden.[113]

Wenn die Beziehungsmuster im Erwachsenenalter die schmerzhaften Erfahrungen noch verstärken, werden diese »Realitäten« der fehlenden Sicherheit im System verankert. Eine missbräuchliche Beziehung mit anhaltenden Misshandlungen ist ein Beispiel für eine komplexe Traumatisierung.[114]

Solche Erfahrungen prägen die Art und Weise, wie Sie als Erwachsener mit anderen interagieren, mit Ihren Gefühlen umgehen und Stressfaktoren bewältigen. Die schwierigen Situationen beeinträchtigen Ihre Konzentrationsfähigkeit und verlangsamen Ihre exekutiven Funktionen (kognitive Fähigkeiten, mit denen Sie Ihre Gedanken kontrollieren und koordinieren). Möglicherweise haben Sie wichtige Entwicklungsschritte verpasst, weil Ihre Aufmerksamkeit vor allem auf Ihr Überleben gerichtet war. Wahrscheinlich leiden Sie unter Dissoziation (dorsal-vagale Reaktionen) oder einem überlasteten sympathischen Nervensystem.[115] Der Mangel an Sicherheit ist seit Jahren ein Problem für Ihr System.

Manchmal kann ein gespeichertes traumatisches Ereignis von einem medizinischen Eingriff herrühren, vor allem, wenn dieser in jungen Jahren stattgefunden hat. Man spricht dann von einem »medizinischen Trauma«. Unabhängig davon, wie sicher und liebevoll Sie sich von Ihren Eltern umsorgt gefühlt haben, wenn Sie während eines Eingriffs zum Stillhalten gezwungen oder betäubt wurden und danach Schmerzen hatten, können die Auswirkungen davon in Ihrem Körper gespeichert werden und Jahre später wieder auftauchen.

Auch Gesundheitsthemen können zu Traumaproblemen führen.

Unsere Welt wurde von einer großen Pandemie heimgesucht, die Menschen mit lebenslangen Symptomen des Covid-19-Virus zurückgelassen hat. Andere haben geliebte Menschen verloren. Für viele war es eine schmerzliche Erfahrung der Unsicherheit. Die Zukunft wird zeigen, ob Kinder durch diese Epidemie traumatisiert wurden.

Negative Kindheitserfahrungen können bewertet und aufgearbeitet werden. Wenn Sie glauben, mit den Auswirkungen traumatischer Ereignisse zu kämpfen zu haben, ist es wichtig, mit einer Fachperson für psychische Gesundheit zu sprechen, idealerweise mit einer ausgebildeten Traumatherapeutin. Diese Person kann Ihnen Einsichten und Informationen vermitteln, Ihre Reaktionen normalisieren und Einschätzungen geben, die den therapeutischen Heilungsprozess einleiten. Die Therapeutin (oder der Therapeut) schafft einen sicheren Raum für Sie.

Eine ausgebildete Traumatherapeutin verhindert eine Retraumatisierung durch Wiederholung. Der Abbau einer vegetativen Übererregung aufgrund einer längst vergangenen akuten Gefahrensituation kann mithilfe eines Therapiemodells erarbeitet werden, das hilft, das zentrale Nervensystem zu stabilisieren.

Implizites Gedächtnis

Viele Wahrnehmungen im Laufe des Lebens bleiben unbewusst, können aber dennoch das Verhalten beeinflussen (ein bereits erwähntes Beispiel ist die Vermeidung von Hunden aufgrund eines Hundebisses in der Kindheit, ohne dass eine bewusste Erinnerung an diese Erfahrung besteht). Dieses von der bewussten Erinnerung unabhängige Gedächtnis ist das implizite Gedächtnis. Seine Inhalte stammen zu einem großen Teil aus der frühen Kindheit, als Teile des Gehirns noch nicht in der Lage waren, bestimmte Ereignisse explizit zu registrieren.[116] Aber auch wenn eine Person durch Drogen oder Alkohol bewusstlos wird, können implizite Gedächtnisinhalte gespeichert werden.

Die Reaktionen auf diese Erinnerungen flammen in unserem System auf und fühlen sich an wie Angst, Sehnsucht oder Wut. Dies verwirrt den bewussten Verstand und kann zu Misstrauen gegenüber Gefühlen führen, da die physiologischen Reaktionen nebulös erscheinen. Der Grund, warum sie manchmal so intensiv sind, liegt darin, dass wir als Kleinkind nur Gefühle hatten und noch keine Worte oder logischen Denkprozesse, um uns mitzuteilen. Ein Kind hat nur begrenzte Möglichkeiten, sich zu schützen.

In der jeweiligen Situation kann es helfen, sich bewusst zu machen, dass es sich um eine »implizite Reaktion« handelt. Wenn Sie in der Lage sind, durch sie hindurchzuatmen und zu erkennen, wo Sie sie in Ihrem Körper spüren, ist das eine wunderbare Möglichkeit, sie gemeinsam mit Ihrem Therapeuten zu verarbeiten und zu heilen. Ein Säugling hat nur ein implizites Gedächtnis. Sein Gehirn ist noch nicht so weit entwickelt, dass er Sprache und höheres Denken beherrscht oder seine körperlichen Bedürfnisse selbst erfüllen kann. Aber denken Sie *niemals*, dass Babys nicht spüren, was um sie herum geschieht. Diese Erfahrungen sind in ihrem System gespeichert und werden gefühlt.

Explizites Gedächtnis

Das explizite Gedächtnis (auch deklaratives Gedächtnis genannt) ist das Gedächtnis für Fakten und Ereignisse, die Sie bewusst wiedergeben, »deklarieren«, können. Sie haben vielleicht eine chronologische Reihenfolge oder Bilder und können Logik und Bedeutung anwenden. Wenn im allgemeinen Sprachgebrauch von »Gedächtnis« die Rede ist, ist fast immer das explizite Gedächtnis gemeint. Dieser Teil des Gehirns entwickelt sich etwa ab dem dritten Lebensjahr, und das logische Denken beginnt sich ab dem fünften Lebensjahr zu verfeinern.

Jede Erinnerung ist voreingenommen. Wir geben Situationen eine Bedeutung, die auf unserer Realität beruht und darauf, wie sie sich auf uns ausgewirkt haben. In der Psychiatrie glaubte man früher, dass es am besten sei, über ein Trauma zu sprechen. Wenn ein Patient in der Lage war, emotionslos über das Geschehene zu berichten, galt er in der Regel als geheilt. Jahrzehntelange Forschung hat uns einen anderen Weg gezeigt.[117]

Emotionsloses Sprechen könnte bedeuten, dass Sie Strategien der Abspaltung entwickelt haben, um mit überwältigenden physiologischen Reaktionen umzugehen. Dies ist eine andere Form der Dissoziation. Es ist das Gegenteil davon, an der Verkörperung des Selbst zu arbeiten.

Sprechen ohne Emotionen könnte bedeuten, dass Sie Strategien der Abspaltung entwickelt haben, um überwältigende physiologische Reaktionen zu bewältigen. Das ist eine andere Form der Dissoziation. Es ist das Gegenteil davon, auf eine Verkörperung des eigenen Selbst hinzuarbeiten.

ÜBUNG

4-Wege-Atmung

Dies ist eine weitere Technik, um über den Atem zur Ruhe zu kommen. Wie ich bereits erwähnt habe, ist die Verlangsamung der Atmung eine Möglichkeit, sich durch die Verbindung des ventralen Vagusnervs zu beruhigen, insbesondere beim Ausatmen. Diese Übung öffnet auch die Energie des Herzchakras.

- Einatmen und dabei langsam innerlich bis vier zählen (entspricht etwa vier Sekunden).
- Den Atem anhalten und dabei wieder langsam bis vier zählen.
- Ausatmen (gleiche Zeitspanne).
- Wieder den Atem anhalten und langsam bis vier zählen. Das Ganze mehrmals wiederholen.

Achten Sie während der Wiederholung auf die Energie in Ihrem Körper. Hat sie sich in Ihrer Brust ausgebreitet? Hat sich Ihr Herzschlag verlangsamt? Was ist das allgemeine Gefühl in Ihrem Körper? Welche spezifischen Gefühle kommen auf?

Schmerzvermeidung ist Lebensvermeidung

Traumata können sich auf sehr unterschiedliche Weise im Körper und in der Psyche manifestieren. Mögliche Traumafolgestörungen sind zum Beispiel ständige Unruhe, aggressives Verhalten, Ein- und Durchschlafstörungen, Reizbarkeit, Unbeherrschtheit, Über- oder Unterernährung, zwanghaftes Denken oder die Unfähigkeit, eigene oder komplexe Gefühle anderer wahrzunehmen. Dissoziation kann subtiler sein und ist nicht immer offensichtlich.

Wenn Sie nicht auf die Bereiche in sich hören, die geheilt werden wollen, wird Ihr System chronisch ängstlich und/oder depressiv. Sie versuchen entweder, alles zu kontrollieren, oder Sie vermeiden alles, was Sie nicht kontrollieren können. Das Leben wird zu einem chronischen Anklopfen der Unzufriedenheit, und Sie wenden sich Dingen außerhalb Ihrer selbst zu, um dem zu entkommen. Dies ist die Wurzel von Suchtmustern.[118]

Betäubung verhindert, dass man etwas spürt. Die Einnahme von Stimulanzien erzeugt die Illusion von Glückseligkeit. Die meisten Menschen denken bei Sucht an Alkohol- oder Drogenmissbrauch, aber letztlich kann alles in der Außenwelt süchtig machen, was die eigene Stimmung verbessert. Falsche Beruhigungsmittel halten uns davon ab, ganz präsent zu sein. Die Realität muss nicht trostlos und brutal sein, und das Leben muss nicht immer voller Schmerz sein, es sei denn, man lässt es zu.

Befreiung vom Trauma

Um zu beschreiben, wie es sich anfühlt, wenn man die mit dem Trauma verbundenen Probleme aufgearbeitet hat, braucht man viele Adjektive. Hier sind einige: leicht, frei, klar, friedlich, fröhlich, geerdet, sicher, heiter und ausgelassen.

Meine Patientinnen berichteten mir nach Abschluss der Therapie unter anderem, dass sie endlich wieder tief durchatmen konnten; dass sie wieder Zugang zu echten Gefühlen hatten; dass sie nicht mehr unter der physiologischen Dauerstressreaktion litten, die sie jahrelang gefangen gehalten hatte; dass sie nicht mehr von Albträumen und Flashbacks heimgesucht wurden; dass sie keine Energie mehr aufwenden mussten, um alles zu vermeiden, was sie an die traumatische Situation erinnern könnte; dass ihr Gehirnnebel der Vergangenheit angehörte. Die Heilung von Traumata bewirkt eine Linderung von Jähzorn, allgemeiner Gereiztheit, schlechtem Schlaf und oft auch von Albträumen.

Die Befreiung von diesen »Faustschlägen«, wie ich die Traumata in der therapeutischen Praxis gerne nenne, legt den Grundstein für neue Wege im Leben. Als hätten Sie mit einer Machete das Gestrüpp entfernt, sehen Sie die Welt plötzlich viel klarer. Ihr Licht leuchtet heller. Sie kehren zu der kindlichen Essenz in Ihnen zurück – zu der Energie, die Sie vergessen hatten. Es ist die Wärme des sicheren, glücklichen Nachhausekommens.

Ressourcenaktivierung – Kontakt zu den eigenen Ressourcen herstellen

Bei der Ressourcenaktivierung geht es darum, Ihr System mit fürsorglichen, erdenden und beruhigenden Ansätzen zu unterstützen. Das kann bedeuten, Wege zu finden und zu lernen, wie Sie sich wieder mit Ihrem System verbinden können, weil in der Vergangenheit

Stressbewältigung bei Ihnen so aussah, dass Sie durch dorsal-vagale Abschaltung dissoziiert haben. Dies können Wege sein, die Ihnen helfen, Ihre Sympathikusreaktionen zu beruhigen.

Die Ressourcenaktivierung zielt darauf ab, bestimmte Ressourcen zu mobilisieren, um Ihr Wohlbefinden zu verbessern. Dabei handelt es sich um anwendungsorientierte Methoden, mit denen Sie lernen, mit Ihren emotionalen Reaktionen umzugehen, wenn Sie mit den Gefühlen, die sich in Ihrem Körper zeigen, kämpfen oder sie bewältigen. Ressourcenaktivierung kann sogar bedeuten, Grenzen gegenüber anderen zu ziehen, um mehr psychologischen Spielraum zu haben, sich selbst kennenzulernen. Viele der Übungen in diesem Buch sind Ressourcen, auf die Sie zurückgreifen können. Sie sollen Ihnen helfen, sich sicherer zu fühlen, mehr Boden unter den Füßen zu bekommen und sich auf innovative Weise mit Ihrer Welt auseinanderzusetzen.

Werfen Sie noch einmal einen Blick in die Kapitel über die Chakras und ihre Verbindung zum Vagusnerv. Gehen Sie auch die Übungen und Anregungen zum Schreiben noch einmal kurz durch und überlegen Sie, welche sich für Sie am sichersten anfühlen. Wenn Sie einige Übungen wiederholen, werden Sie vielleicht feststellen, dass sie Ihnen jetzt leichter fallen als beim ersten Mal. Führen Sie die Übungen langsam und konzentriert aus. Ziel ist es, dass Sie sich mit Ihrem Körper anfreunden und letztendlich Sicherheit in ihm finden.

Traumatherapeuten können bei der Ressourcenaktivierung helfen. Jeder Patient, jede Patientin reagiert unterschiedlich auf die verschiedenen Methoden. Beispiele sind:

- Sicherheitsbotschaften wie die Nutzung der fünf Sinne zur Erdung,
- Gewöhnung an den eigenen Körper durch bewusstes Gehen oder Dehnen,
- Beruhigungstechniken mit Klopfakupressur (siehe Seite 174), bilaterale Stimulation mit unterstützender Visualisierung oder Meditation,

- Kreativität durch Visualisierung, Zeichnen, Mapping oder Klangtherapie.

Eine Therapeutin oder ein Therapeut hilft Ihnen, Ihr System in Ordnung zu bringen und diese Methoden anzuwenden. Dies sind nur einige der Möglichkeiten, wie Sie Ihre Psyche wieder aufladen und Freude in Ihren Geist und Körper zurückholen. Je besser Sie mit der Intensität in Ihrem System umgehen können, desto besser können Sie mit alten Erinnerungen umgehen.

ÜBUNG

Anregung zum Schreiben: Zeit zum Reflektieren

Wie fühlen Sie sich jetzt, da Sie wissen, dass Ihr Körper über die Informationen verfügt, die Sie brauchen, um zu heilen? Denken Sie über einige Ihrer Selbstberuhigungsstrategien nach. Schaden sie Ihnen eher oder bringen sie Ihnen Freude? Schreiben Sie die Antworten auf diese Fragen in Ihr Notizbuch.

- Wie entspannen Sie sich nach einem anstrengenden Tag?
- Sind Ihre Entspannungsmethoden effektiv? Wirken sie langfristig oder kurzfristig?
- Wie reagiert Ihr Körper auf die Entspannungsmethoden? Sind sie gut für ihn?
- Welche Gefühle kommen auf, wenn Sie über Ihre Selbstberuhigungsstrategien nachdenken? Gelassenheit, Freude oder Traurigkeit? Sorge oder Scham?
- Wenn Sie den Eindruck haben, dass Ihre Methoden Ihnen auf Dauer eher schaden, machen Sie einen umgekehrten Gefühls-Check und fragen Sie sich, welche Gefühle zuerst auftauchen, bevor Sie diese Techniken anwenden.
- Wo im Körper spüren Sie sie? Was sagen sie Ihnen?

Zusammenfassung

Wenn Sie weiterhin alles »klaglos ertragen« und Ihr emotionales Unwohlsein ignorieren, erschöpfen Sie sich auf allen Ebenen. Sie greifen dann möglicherweise auf äußere Beruhigungsmittel zurück, die nicht geeignet sind, den emotionalen und körperlichen Schmerz zu vermeiden. Sie haben den Schmerz in Ihrer Kindheit nicht verursacht, aber es ist Ihre Aufgabe, ihn als Erwachsener zu verarbeiten und zu heilen.

Eine PTBS bezieht sich in der Regel auf einzelne traumatische Ereignisse. Es gibt sehr schwere Traumata durch lebensbedrohliche Situationen, aber auch leichtere Traumata, die dennoch tiefgreifende Auswirkungen haben. Und es gibt sowohl Traumata, die durch ein singuläres Ereignis hervorgerufen werden, als auch lang anhaltende Traumatisierungen. Die Folgen von fortgesetzter schwerer Gewalt und Vernachlässigung gehören zu den sogenannten *komplexen* Traumafolgestörungen.

Traumatisierende Einflüsse in Kindheit und Jugend sind ein wesentlicher Faktor für die Entwicklung von Depressionen oder Ängsten im Erwachsenenalter. Im sogenannten *Traumagedächtnis* werden alle *impliziten Erinnerungen* an ein Trauma gespeichert, unabhängig von der bewussten Erinnerung. Andere Erinnerungen sind *explizit*, das heißt, die Fakten und Erfahrungen sind bewusst.

Traumata werden im zentralen Nervensystem und im Gehirn gespeichert. Ein Trauma manifestiert sich auf vielfältige Weise, nicht immer extrem oder offensichtlich. Es kann sich in allgemeinem Unwohlsein, Reizbarkeit, Konfliktvermeidung oder dem Bedürfnis nach Kontrolle äußern. Ein *Traumatherapeut* kann helfen, die gespeicherten Reaktionen und Fehlsteuerungen im zentralen Nervensystem zu bearbeiten.

KAPITEL 12

BERUHIGUNG UND AKTIVIERUNG DES VAGUSNERVS UND DER CHAKRAS

Haben Sie schon einmal bewusst auf Ihre Körperhaltung geachtet? Vielleicht zufällig beim Vorbeigehen an einem Schaufenster, in dem Sie sich gespiegelt sahen? Oder ganz beiläufig in einem Ganzkörperspiegel, während Sie eigentlich mit etwas anderem beschäftigt waren? Was ist Ihnen dabei aufgefallen? Wie halten Sie Ihren Körper bei alltäglichen Bewegungen? Fällt es Ihnen schwer, sich zu bewegen, oder fällt es Ihnen umgekehrt eher schwer, sich auszuruhen? Wo in Ihrem Körper fühlen Sie sich beim Gehen überlastet? Sind Sie viel zu Fuß unterwegs?

Ich bin zwar keine Physiotherapeutin, aber ich kann das allgemeine emotionale Wohlbefinden eines Menschen in der Regel recht genau an seiner Körperhaltung ablesen. Ein ängstlicher, überwachsamer Mensch sitzt gerade und hat die Schultern angespannt. Die Hände sind vielleicht fest zu Fäusten geballt. Eine Person mit einer solchen Körperhaltung erweckt den Eindruck, jederzeit sprungbereit zu sein, bereit zum Weglaufen. Ohne Ablenkung fällt es ihr schwer, ruhig auf einem Stuhl zu sitzen. Die Augen sind geweitet, weil sie ständig auf der Hut sein muss. All dies stimuliert Kampf- oder Fluchtreaktionen aus den sympathischen Regionen des Vagusnervs.

Eine eher depressive Person hingegen nimmt in der Regel eine nach vorne gebeugte, zusammengesunkene Haltung ein, die sie von den Chakras und dem größten Teil des Vagusnervs abkoppelt.

Ihr Rücken ist stärker exponiert, um die weichere, verletzlichere Vorderseite zu schützen. Dadurch erhöht sich der Druck im Bauchraum, die inneren Organe werden nach innen und unten gezogen, wodurch das ventrale oder sympathische System ausgeschaltet werden und der dorsal-vagale Zustand der Abspaltung aktiviert wird.

Der Muskeltonus kann ein Indikator dafür sein, wie stark ein Mensch mit seinem Körper und seiner Umwelt verbunden ist. Ein Körper, der viel in Bewegung ist, hat straffere Muskeln. Jemand, der seinen Körper abgespalten hat und sich nicht viel bewegt, hat einen geringeren Muskeltonus und möglicherweise mehr Körperfett, da Essen auch ein Mittel der Wahl sein kann, um sich zu erden und zu trösten. Menschen setzen oft Körperfett als Schutzschild an, um andere davon abzuhalten, sich ihnen zu nähern. Übermäßiges Essen kann ein Versuch sein, das System in einen dorsal-vagalen Zustand zu versetzen und emotional zu beruhigen.

Ich schreibe das alles nicht, um Sie in irgendeiner Weise zu beschämen. Es geht mir nicht um den perfekten Körper oder darum, wie man ihn erreicht. Unsere physische Form ist einfach ein schneller Indikator dafür, wie wir mit unserer Welt interagieren. Selbst Tiere verhalten sich so, wie sie ihre Lebenserfahrungen interpretieren. Das ist eine Säugetierreaktion.

Unser Körper ist der Hüter unseres inneren Wohlbefindens. Dieses Kapitel soll Ihnen helfen, ihn besser kennenzulernen, und Wege aufzeigen, wie Sie sich mit ihm verbinden können. Probieren Sie die folgenden Körperübungen aus und achten Sie darauf, wie Sie sich dabei fühlen.

ÜBUNG

Sich anders bewegen

Für diese Übung müssen Sie Ihr Buch beiseitelegen, lesen Sie diese Beschreibung also vorher. Das Ganze ist sowieso ganz einfach und unkompliziert.

- Stehen Sie auf und bewegen Sie sich auf eine für Sie ungewöhnliche Weise. Strecken Sie zum Beispiel die Arme nach oben und bleiben Sie so stehen. Oder heben Sie die Beine, als würden Sie bei einer Parade marschieren oder als würden Sie gegen etwas treten. Dehnen Sie den Nacken, den Oberkörper oder den unteren Rücken. Es ist egal, wie Sie es machen, Hauptsache, die Bewegungen sind anders, als Sie es gewohnt sind.
- Bevor Sie von einer Dehnung zur nächsten übergehen, zählen Sie bis 20. So haben Ihre Muskeln genügend Zeit, die Erinnerung an die Dehnung in Ihrem Körper zu codieren.
- Genießen Sie die neue Erfahrung und achten Sie auf Ihre Gefühle.

Die Geschichte von Lois: Wie unser Körper auf fehlende Sicherheit reagiert – ob wir wollen oder nicht

Lois lebte seit zwei Jahrzehnten in einer psychisch, emotional und finanziell belastenden Beziehung. Als wir vor Jahren mit unserer Arbeit begannen, machte sie mir klar, dass sie ihren Mann erst verlassen würde, wenn alle drei Kinder das College abgeschlossen hätten. Ihr Mann sei wegen seiner Geschäftsreisen ohnehin selten zu Hause, und die Kinder würden von den Demütigungen, die sie erleiden müsse, gar nicht viel mitbekommen.

»Ich möchte, dass meine Kinder ihre Schulausbildung nicht unterbrechen müssen. Wenn sie dann mal einen Collegeabschluss haben, kann ich mir einen Vollzeitjob suchen und selbst für mich sorgen«, sagte Lois zu Beginn der Therapie. »Außerdem misshandelt er mich nicht. Zumindest«, ihre Stimme wurde leiser, »nicht körperlich.«

So schwer es mir auch fiel, zu akzeptieren, dass sie sich weiterhin den Quälereien ihres Mannes aussetzte, nahm ich sie als Patientin an. Wir vereinbarten, dass sie im Fall körperlicher Misshandlung mit den Kindern das Haus verlassen und einen Notfallplan haben sollte. Lois wusste, dass ich verpflichtet war, die Behörden zu informieren, wenn sie meiner Meinung nach nicht mehr sicher war.

Ihr therapeutisches Ziel mit mir bestand darin zu verstehen, warum sie einen solchen Mann als Ehepartner gewählt hatte. Sie war sich bewusst, dass er Affären mit anderen Frauen hatte und wahrscheinlich bei seinen Geschäftsreisen auch Bordelle besuchte. Auf seinem Computer und seinem Smartphone befanden sich jede Menge Pornos. Lois sagte, sie wolle nach der Scheidung später nicht wieder in das gleiche Beziehungsmuster zurückfallen und deshalb verstehen, was schiefgelaufen war. In der Zwischenzeit beschloss sie, im Auge des Sturms zu bleiben, bis alle Kinder aus dem Haus und in Sicherheit waren.

Lois pflegte einen körperlich gesunden Lebensstil, litt aber unter extremer Müdigkeit, Rückenschmerzen und Entzündungen.

»Ich trainiere total viel – ich laufe, schwimme und gehe viermal pro Woche ins Fitnessstudio«, sagt sie. »Ich achte darauf, was ich esse, und trotzdem wiege ich 15 Kilo mehr, als mein Arzt für gesund hält.«

Wir kamen überein, in keiner Weise über ihr Gewicht oder Körperbild zu sprechen, da dies die bevorzugte Kränkungstaktik ihres Mannes war, um sie sich schlecht fühlen zu lassen. In der Therapie sprachen wir über den sogenannten Zyklus des Missbrauchs und darüber, wie sie in ihrer Ehe das Muster wiederholte, das sie im Elternhaus erlebt hatte. Sie begann zu verstehen, dass Sucht nicht nur mit Drogen zu tun haben muss. Sie lernte etwas über gesunde Grenzen und was passiert, wenn man das Suchtverhalten eines anderen zulässt.

Eines Tages kam sie zum Sitzungstermin und sagte: »Ich habe mit einem Anwalt gesprochen und die Scheidung eingereicht.«

Und das, obwohl ihre Kinder noch jung und in der Highschool waren, nicht auf dem College, wie es Lois' Ausstiegsstrategie vorgesehen hatte.

»Ich kann nicht mehr bleiben.« Sie zuckte mit den Schultern. »Ich habe mehr Macht, als ich dachte, und ich will nicht so weiterleben.«

In den Jahren nach der Scheidung veränderte sich Lois. Sie hatte ihr eigenes emotionales Wohlbefinden gefunden und lebte nun sicher in einer eigenen Wohnung. Sie kämpfte nicht mehr mit Entzündungen und ihre Rückenschmerzen verschwanden.

»Ich habe 17 Kilo abgenommen«, sagte sie. »Ich weiß, dass wir nicht über solche Themen reden wollten, aber ich habe bewusst gar nichts getan. Die Pfunde purzelten einfach von selbst.«

»Komisch, was Stress mit dem Körper macht, nicht wahr?«, sagte ich.

»Allerdings«, antwortete sie. »Ich fühle mich jetzt so gut. Ich wünschte, ich hätte früher begriffen. wie sehr mein Körper schmerzte, weil ich mich wie auf einem ständigen Kriegsschauplatz fühlte.«

Die Wirbelsäule stützt mehr als den Körper

Die Wirbelsäule ist sozusagen die Hauptplatine unseres körperlichen und intuitiven Verarbeitungssystems. Unser zentrales Nervensystem, das Gehirn und die feinstofflichen Energien leisten über die Wirbelsäule eine ständige und tiefgreifende Arbeit. Die Wirbelsäule ermöglicht es uns, aufrecht durchs Leben zu gehen, und ist auch deshalb lebenswichtig, weil sie das Rückenmark schützt.

Die Belebung des Rumpfes durch Yoga, Pilates, Dehnübungen und Atmung unterstützt das Gefühl der Erdung und hilft uns, Botschaften von innen heraus zu entschlüsseln.[119] Diese Wahrnehmung, das eigene Schicksal selbst in der Hand zu haben (»internale Kontrollüberzeugung«), entwickelt das Verständnis dafür, wie die Welt funktioniert. Das beginnt bei der Wirbelsäule und ihrer Gesundheit.

Yogis wissen seit Jahrhunderten, dass eine elastische Wirbelsäule sowohl das körperliche als auch das emotionale Altern mildert. Richtig mit der Erde verbunden zu sein, bedeutet, beweglich zu sein. Wer nicht mit der Erde verbunden ist, kann sich nicht mit sich selbst und anderen verbinden. Der Alterungsprozess ist nicht nur körperlich, sondern auch kognitiv. Warum ihn durch mangelnde Selbstfürsorge beschleunigen?

ÜBUNG
Die Wirbelsäule aufwecken

Führen Sie diese Übung aus einem sicheren Stand heraus durch, barfuß oder vielleicht auch mit Turnschuhen. Sie dient der Aktivierung der Beinmuskulatur dazu, die das Wurzelchakra und die Chakras in den Füßen für die Erdung öffnet. Die Arme werden hinter dem Rücken verschränkt, um die ventral-vagale Energie einzubringen.

In der Ausgangsposition ist der Kopf leicht nach vorne geneigt, wodurch die Energie des Herz-, Hals-, Stirn- und Kronenchakras freigesetzt wird, die eng mit dem ventral-vagalen Wohlbefinden verbunden sind.

- Ausgangsstellung: Aufrechter Stand, Füße etwa hüftbreit auseinander.
- Die Arme hinter dem Rücken verschränken.
- So weit in die Hocke gehen, dass die Oberschenkelmuskulatur nicht überbeansprucht wird.
- Den Kopf leicht nach hinten neigen.
- Einatmen und langsam ausatmen.
- Gehen Sie nun langsam in die aufrechte Ausgangsposition zurück und spüren Sie, wie sich Ihr Körper anfühlt.

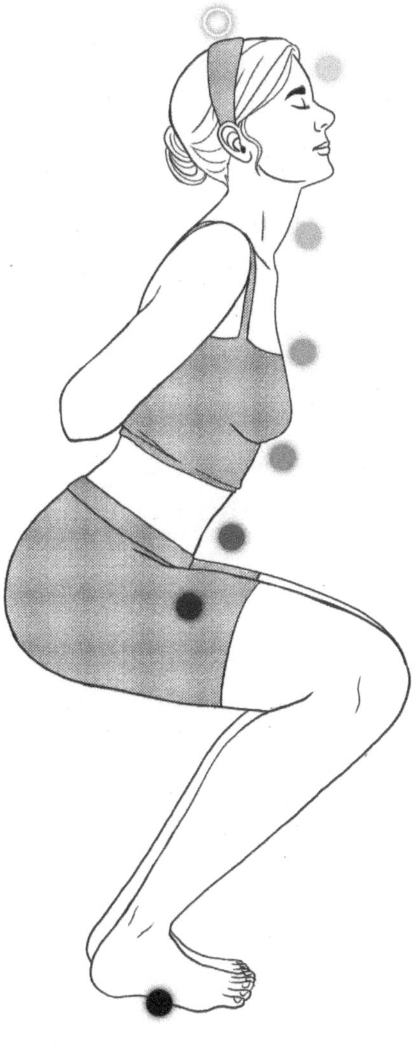

Abbildung 5: Vagusdehnung

Sich verbinden

Verbindung hat etwas Flexibles. Es gibt Energie in der Erde und im Himmel. Um zu gedeihen, ist es notwendig, sich mit der Energie der Wirbelsäule zu verbinden. Gehen Sie mit offenen Armen auf einen Baum zu und umarmen Sie ihn. Ziehen Sie die Schuhe aus und laufen Sie barfuß durchs Gras. Wenden Sie Ihr Gesicht dem Himmel zu und spüren Sie das Licht. Lassen Sie Ihr Herz an diesen Prozessen teilhaben. Atmen Sie tief durch. Nutzen Sie die Kraft Ihrer autonomen Sinne, um die Luft tiefer in Ihren Körper zu ziehen und Ihr System zu beruhigen. Hier eine gute Übung dafür:

ÜBUNG
Aus dem Herzen atmen

Diese Übung soll die ventrale Vagusaktivität anregen und das Kehlkopf- und Herzchakra öffnen. Stehen Sie bei dieser Übung aufrecht, um den Körper mit einzubinden und den vollen Nutzen aus der Atmung zu ziehen. Halten Sie sich gegebenenfalls an einer Stuhllehne fest oder stützen Sie sich mit den Händen auf einem Tisch ab. Neigen Sie den Kopf nicht nach hinten oder vorne, sondern halten Sie ihn gerade.

- Drehen Sie den Kopf nach links und warten Sie, bis Sie gähnen.
- Drehen Sie den Kopf langsam wieder nach vorne.
- Drehen Sie nun den Kopf nach rechts und warten Sie wieder, bis Sie gähnen.
- Wie fühlen Sie sich?

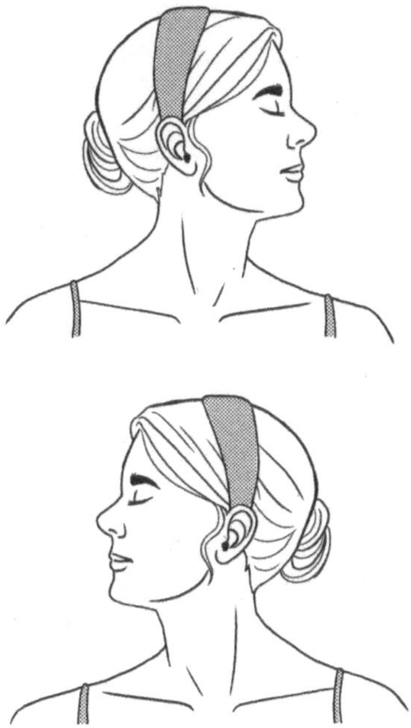

Abbildung 6: Vagusgähnen

Zusammenfassung

In diesem Kapitel haben Sie noch ein paar Übungen gefunden, mit deren Hilfe Sie sich auf eine vertiefte Traumabearbeitung mit einem Therapeuten vorbereiten können. Erdung und Sicherheit sind das A und O für ein gesundes System.

Einige dieser Übungen können Ihnen helfen zu verstehen, wie Sie Ihr System unbewusst steuern. Wenn unsere Körperhaltung einer Kampfbereitschaft entspricht, sind wir zu angespannt, um uns auf eine neue Situation einzustellen. Wir haben dann keinen Zugang zu unserer Chakra-Energie und überlasten den sympathischen Nerv. Dies geschieht auch, wenn wir die Körpervorderseite durch eine gebeugte beziehungsweise zusammengesunkene Haltung abschotten. In unserem Bestreben, uns selbst zu schützen, blockieren wir damit die Energien der Chakras.

Wie immer möchte ich Sie ermutigen, über Ihre Grenzen hinauszugehen, ohne sich in einen Zustand des Rückzugs zu begeben. Wenn wir wachsen, dehnen wir uns aus. Aber wir müssen wissen, wo unser »Toleranzfenster« liegt. Auf diese Weise können wir Raum schaffen, um neue Informationen aufzunehmen. Heilung ist Wachstum, und Wachstum hat eine exponentielle Qualität. Finden Sie Ihren emotionalen Rhythmus, indem Sie Ihrem Körper gegenüber präsent sind.

Schlussbemerkung

Es dauerte Jahre, in denen ich die somatische Verarbeitung meiner Patientinnen beobachtete, bis ich die starke Korrelation zwischen ihrem Vagusnerv und ihren Chakras und die Überlappung dieser Kommunikationszentren verstand. Dann dauerte es noch einmal so lange, bis ich daran dachte, das, was ich festgestellt hatte, öffentlich zu machen. Schließlich bin ich im medizinischen Bereich tätig. Wie würden diese Erkenntnisse aufgenommen werden? Was würden meine Kolleginnen und Kollegen dazu sagen? Wobei mir klar war, dass wir fast alle im Laufe einer Therapie schon einmal unerklärliche energetische Veränderungen bei Patienten wahrgenommen haben. Es kann also hilfreich sein, ab und zu über den medizinischen Tellerrand hinauszuschauen. Das feinstoffliche Erleben sollte auch in den Praxen von approbierten Psychiater*innen seinen Platz haben.

In meinem Berufsfeld hat es in den letzten 100 Jahren interessante Entwicklungen gegeben: vom Glauben an ein von weißen Männern geprägtes psychosexuelles Modell über Verhaltens- und Gedankentheorien bis hin zur Erkenntnis, dass unser Körper Lebensinformationen auf vielfältige Weise aufnimmt und verarbeitet. Als Therapeutin, die versucht, Menschen dabei zu helfen, einen gesunden Umgang mit anderen und mit sich selbst zu finden, kann ich mich über die Geschwindigkeit und das Ausmaß dieser Entwicklung nur freuen.

Es gibt viel zu viele Eigenschaften unseres Menschseins, die nicht gemessen werden können. Der Intuition zu vertrauen, ist nur ein Teil der gemeinschaftlichen Erfahrung. Ich wünsche Ihnen, dass auch Sie Ihrer Intuition folgen, wenn es darum geht, wieder ganz zu werden. Lassen Sie sich auf Ihre wunden Punkte ein. Denken Sie daran, dass Unbehagen eine Information ist, die gehört werden will.

Die Entscheidungen, die Sie als Individuum treffen, haben Auswirkungen auf Ihr Umfeld. Neben den Menschen, die Sie direkt beeinflussen, nehmen viele andere das Ergebnis Ihrer Taten oder Worte wahr. Wir sind ein Kollektiv, ob wir wollen oder nicht. Wenn Sie bisher noch nicht ganz verstanden hatten, wie die Chakras und der Vagusnerv energetisch zusammenwirken, hoffe ich, dass Ihnen dieses Buch geholfen hat, sich tiefer mit Ihrer persönlichen Geschichte auseinanderzusetzen und damit, was Sie vielleicht heilen müssen. Alte Wunden zu heilen hilft, die kleinen Kreise um uns herum zu verschieben. Diese Kreise bewegen wiederum andere Kreise und so weiter.

Sobald Sie etwas wissen, können Sie nicht mehr so tun, als wüssten Sie es nicht. Erlauben Sie sich, sich auszudehnen, und seien Sie sich bewusst, dass dies manchmal chaotisch und unsicher sein kann. Verpflichten Sie sich, präsent zu sein, damit Sie die Vergangenheit heilen können. Ich wünsche Ihnen alle Fürsorge und Sicherheit, die Sie brauchen, um Ihren Frieden zu finden.

Ich danke Ihnen.

DANKSAGUNG

Mein aufrichtiger und tief empfundener Dank geht an Andrea McCabe, M. S., die mich über die Jahre immer wieder ermutigt und geduldig alle Überarbeitungen des Manuskripts akzeptiert hat; an Ann Clark, Ph. D., meine Freundin, Reiki-Meisterin und Mitdenkerin; an den Traumatherapeuten Chris Causey, M. A., M. Div., einen Mann mit großer Einsicht, der mich sowohl persönlich als auch beruflich immer unterstützt hat; an Celeste Bradley, die mich zum Schreiben ermuntert und motiviert hat; an Charlie Fitch, der ein Branding rocken kann; an Dr. Peter Jezewski, der mir wertvolle Anatomiebücher und viele seiner Notizen geliehen hat; und an meinen Sohn, der sich in den stressigen Wochen vor dem Abgabetermin so gut um mich gekümmert hat.

Ich danke meiner Autorenbetreuerin Angela Wix, die mein Anliegen verstanden und mich durch den Entstehungsprozess des Buches geführt hat, und den wunderbaren Mitarbeitern von Llewellyn Publishing, die dieses Manuskript in seine jetzige schöne Form gebracht haben.

Besonders dankbar bin ich meinen Patient*innen, die mir ihr Vertrauen geschenkt und mir erlaubt haben, sie auf ihrer Heilungsreise zu begleiten. Auch meinen Leser*innen, die in dieser manchmal verworrenen Welt nach Frieden suchen, möchte ich danken. Heilung ist immer in Reichweite, wenn man sie sucht.

LITERATUREMPFEHLUNGEN

Im Folgenden finden Sie eine Liste von Büchern und anderer Fachliteratur, die Ihnen helfen können, sich über das Thema Trauma zu informieren. Achten Sie beim Lesen darauf, wie die Informationen auf Sie wirken. Wenn sie Sie aufregen, beunruhigen oder auf andere Weise aus dem Gleichgewicht bringen, kann dies ein Hinweis darauf sein, dass die Lektüre bei Ihnen ungelöste traumatische Themen anspricht. Auf der anderen Seite können diese Informationen auch ermutigend sein, da Sie vielleicht neue Definitionen und Beschreibungen finden, die Ihnen bisher unbekannt waren. Ihr System wird Ihnen den Weg weisen, denn Ihr Körper ist sein eigener Botschafter, dem Sie vertrauen müssen. Bleiben Sie beim Lesen auf sich selbst eingestimmt.

Bei den aufgeführten Büchern handelt es sich um Laienliteratur, nicht um wissenschaftliche Fachliteratur. Sie sind gut verständlich, unterstützen den Prozess der Bewusstseinsbildung und wurden von Fachleuten geschrieben, die im Bereich Trauma arbeiten. Die Leseliste kann Sie auch zu anderen nützlichen Informationen führen.

Wenn Sie eine Therapeutin oder einen Therapeuten suchen, verlassen Sie sich am besten auf persönliche Empfehlungen. Achten Sie darauf, dass die Person mindestens eine staatliche Prüfung vorweisen kann. Die Berufsbezeichnung »Psychotherapeut(in)« ist in Deutschland geschützt und Psychologen mit Masterabschluss vorbehalten, die eine entsprechende Zusatzausbildung absolviert haben. Ich empfehle Ihnen, sich auf jeden Fall an eine*n Psychotherapeut*in mit dem Schwerpunkt Traumatherapie zu wenden. Solche spezialisierten Traumatherapeut*innen besitzen eine umfangreiche Ausbildung für die Behandlung von Traumata und entsprechende Erfahrung.

Wenn Sie niemanden kennen, der/die Ihnen aufgrund eigener Erfahrung einen Therapeuten oder eine Therapeutin empfehlen kann, hilft Ihnen vielleicht eine Suchmaschinensuche, bei der Sie auch gleich eine geografische Einschränkung vornehmen können. Recherchieren Sie und vertrauen Sie Ihrer Intuition. Die Zusammenarbeit mit einer therapeutischen Fachperson ist eine Bindungserfahrung, die Zeit und Vertrauen voraussetzt.

Grundlegende Informationen zum Thema Trauma

Bessel van der Kolk, *Das Trauma in dir: Wie der Körper den Schrecken festhält und wie wir heilen können*

Peter A. Levine, *Trauma-Heilung: Das Erwachen des Tigers. Unsere Fähigkeit, traumatische Erfahrungen zu transformieren*

Peter A. Levine, *Sprache ohne Worte: Wie unser Körper Trauma verarbeitet und uns in die innere Balance zurückführt*

Chakras und Yoga

B. K. S. Iyengar, *Licht auf Yoga: Das grundlegende Lehrbuch des Hatha-Yoga*

Hiroshi Motoyama, *Die Chakren in Theorie und Praxis*

Arielle Schwartz, *Therapeutisches Yoga und Polyvagal-Theorie: Mit Yoga vom Trauma genesen*

EMDR (Eye Movement Desensitization Reprocessing)

David Grand, *Brainspotting. Wie Sie Probleme, Traumata und emotionale Belastungen gezielt auflösen*

Francine Shapiro, *Frei werden von der Vergangenheit: Trauma-Selbsthilfe nach der EMDR-Methode*

Arielle Schwartz und Barb Maiberger, *EMDR-Therapie und Somatische Psychologie: Interventionen zur Verstärkung der Verkörperung bei der Traumabehandlung*

Interne Familiensysteme

Richard C. Schwartz, *IFS Das System der Inneren Familie: Ein Weg zu mehr Selbstführung*

Richard C. Schwartz, *Kein Teil von mir ist schlecht: Mit dem Modell des inneren Familiensystems (IFS) Trauma heilen und zur Ganzheit zurückfinden*

Richard C. Schwartz und Martha Sweezy, *Systemische Therapie mit der inneren Familie*

Erdung in Ihrem Körper

Deb Dana, *Der Vagus-Nerv als innerer Anker: Angst und Panik überwinden, Ruhe und Stärke finden. Übungen zum Aktivieren der Selbstheilungskräfte*

Deb Dana, *Arbeiten mit der Polyvagal-Theorie: Übungen zur Förderung von Sicherheit und Verbundenheit*

Deb Dana, *Die Polyvagaltheorie in der Therapie: Den Rhythmus der Regulation nutzen*

Stanley Rosenberg, *Der Selbstheilungsnerv: So bringt der Vagus-Nerv Psyche und Körper ins Gleichgewicht*

Achtsamkeit

Rick Hanson, *Das Gehirn eines Buddha: Die angewandte Neurowissenschaft von Glück, Liebe und Weisheit*

Bhante Henepola Gunaratana, *Die Praxis der Achtsamkeit. Eine Einführung in die Vipassana-Meditation*

Joseph Goldstein und Jack Kornfield, *Einsicht durch Meditation. Die Achtsamkeit des Herzens*

Chögyam Trungpa, *Wie unser Geist funktioniert. Ein kurzer und tiefer Einblick in die buddhistische Psychologie*

Pema Chödrön, *Wenn alles zusammenbricht. Hilfestellung für schwierige Zeiten*

Tara Brach, *Dein furchtloses Herz. Mit der RAIN-Methode schwierige Emotionen heilen*

Polyvagaltheorie

Stephen W. Porges, *Heilen mit der Polyvagal-Theorie: Neuronales Training für Körper, Herz und Hirn*

Stephen W. Porges, *Die Polyvagal-Theorie und die Suche nach Sicherheit: Traumabehandlung, soziales Engagement und Bindung*

Spiritualität aus dem Blickwinkel der Seele

Michael Newton, *Die Abenteuer der Seelen. Neue Fallstudien zum Leben zwischen den Leben*

Michael Newton, *Die Reisen der Seele. Karmische Fallstudien*

Brian L. Weiss, *Die zahlreichen Leben der Seele. Die Chronik einer Reinkarnationstherapie*

Brian L. Weiss, *Seelenwege. Reinkarnation und zukünftige Lebenswege*

QUELLEN

(Die Seitenangaben beziehen sich auf die englischsprachigen Originale)

1 Newton, *Die Reisen der Seele*
2 Peate, *Anatomy and Physiology for Nursing and Healthcare Students at a Glance*, S. 22f.
3 »Vagus Nerve«, *Psychology Today*
4 Quest, *Reiki for Life*
5 Alcantara, *Chakra Healing*
6 Pfender, *Reiki Healing for the Chakras*
7 Caron, »The Vast Potential of the Vagus Nerve«, *New York Times*
8 Feucht, »The Vagus Nerve«
9 Shapiro, *Frei werden von der Vergangenheit*; Schwartz, *Kein Teil von mir ist schlecht*
10 Porges, *Die Polyvagal-Theorie*
11 Newton, *Die Reisen der Seele*
12 Newton, *Die Abenteuer der Seelen;* Weiss, *Die zahlreichen Leben der Seele*
13 Zukav, *The Seat of the Soul*, S. 137
14 Porges, »The Polyvagal Perspective«, S. 116–143
15 Suzuki, *Zen-Geist – Anfänger-Geist*
16 Courtois und Ford, *Komplexe Traumatische Belastungsstörungen und ihre Behandlung*
17 Linn, *Sacred Space*, S. 277
18 Netter, *Atlas der Anatomie*
19 Ogden and Fisher, *Sensorimotor Psychotherapy*, S. 185
20 McGilchrist, *The Master and his Emissary*, S. 20
21 Porges, *Die Polyvagaltheorie*
22 Porges, »Orienting in a Defensive World«, S. 301–318
23 Porges, *Die Polyvagal-Theorie*
24 Paulsen, *Trauma und Dissoziation mit neuen Augen sehen*

25 Porges, *Die Polyvagal-Theorie und die Suche nach Sicherheit*
26 Dana, *Die Polyvagaltheorie in der Therapie*
27 Porges, *Die Polyvagal-Theorie*
28 Ogden and Fisher, *Sensorimotor Psychotherapy*, S. 225
29 Wilson, *Grundlos erschöpft?*
30 Porges, *Die Polyvagal-Theorie*
31 Schwartz und Maiberger, *EMDR-Therapie und Somatische Psychologie*
32 Porges, »Emotion«
33 Netter, *Atlas der Anatomie*
34 Porges, *Die Polyvagaltheorie und die Suche nach Sicherheit*
35 B. K. S. Iyengar, *Licht auf Yoga*
36 Judith and Vega, *The Sevenfold Journey*, S. 6
37 Jung, *Die Psychologie des Kundalini-Yoga*
38 Newton, *Die Reisen der Seele*
39 Eden, *Energy Medicine*, S. 147–159
40 Porges, *Die Polyvagaltheorie und die Suche nach Sicherheit*; Sullivan et al., »Yoga Therapy and Polyvagal Therapy«, S. 88
41 Schwartz und Sweezy, *Systemische Therapie mit der inneren Familie*
42 Dana, *Der Vagusnerv als innerer Anker*
43 Maslow, »Die Bedürfnispyramide«
44 Johari, *Chakras*, S. 85
45 Kabat-Zinn, *Full Catastrophe Living*, S. 75
46 Netter, *Atlas der Anatomie*
47 Porges, *Die Polyvagal-Theorie*
48 Porges und Dana, *Klinische Anwendungen der Polyvagaltheorie*
49 McConnell, *Die Somatische Systemische Therapie mit der inneren Familie*
50 Dürckheim, *Hara: Die energetische Mitte des Menschen*
51 Evans, *Controlling People*, S. 16
52 Menakem, *My Grandmother's Hands*, S. 179
53 Kabat-Zinn, *Full Catastrophe Living*, S. 55
54 Saradananda, *Chakra-Meditation*
55 Wauters, *Chakras and their Archetypes*, S. 51
56 Sanossian and Haut »Chronic Diarrhea Associated with Vagal Nerve Stimulation«, S. 330
57 Porges, *Die Polyvagaltheorie und die Suche nach Sicherheit*
58 Wilson, *Grundlos erschöpft?*
59 Ogden, Minton, Pain, *Trauma und Körper*
60 Dana, *Die Polyvagaltheorie in der Therapie*
61 Frankl, *Der Mensch auf der Suche nach Sinn*
62 McConnell, *Die Somatische Systemische Therapie mit der inneren Familie*

63 Siegel, *Wie wir werden, wer wir sind*
64 Kabat-Zinn, *Full Catastrophe Living*, S. 326
65 Evans, *Controlling People*, S. 10
66 Brach, *Dein furchtloses Herz*
67 Porges und Dana, *Klinische Anwendungen der Polyvagaltheorie*
68 McConnell, *Die Somatische Systemische Therapie mit der inneren Familie*
69 Tseng and Poppenk, »Brain Meta-State Transitions Demarcate Thoughts Across Task Contexts Exposing the Mental Noise of Trait Neuroticism«
70 Shannon and Frischherz, *Metathinking*, S. 35
71 Luft and Ingham, »The Johari Window«
72 Beck Institute, *Resources for Professionals and Students*
73 Brach, *Mit dem Herzen eines Buddha*
74 »Gaslighting«, *Psychology Today*
75 Peirce, *Seelenfrequenz*
76 Porges, »Vagal Pathways«, S. 189–202
77 Porges und Dana, *Klinische Anwendungen der Polyvagaltheorie*
78 Porges, *Die Polyvagal-Theorie*
79 Levine, *Das Erwachen des Tigers*
80 Porges, *Die Polyvagal-Theorie*
81 Khamisa, *Azim's Bardo*
82 »Tariq Kham-isa Foundation«
83 Goodchild, *The Naked Voice*, S. 53
84 Anodea and Goodman, *Creating on Purpose*, S. 110
85 Porges, *Die Polyvagal-Theorie*
86 Porges, *Die Polyvagal-Theorie und die Suche nach Sicherheit*
87 Eden, *Energy Medicine*; S. 172 f.
88 Ruiz, *Die vier Versprechen*
89 Feinstein, Eden, and Craig, *The Promise of Energy Psychology* S. 78
90 Peirce, *Seelenfrequenz*
91 Kawaski and Reddy »Investigation of Human Cognition in Epilepsy Surgery Patients«
92 Porges, *Die Polyvagal-Theorie*
93 Shapiro, *Eye Movement Desensitization and Reprocessing (EMDR)*; Grand, *Brainspotting*
94 Ogden, Minton, Pain, *Trauma und Körper*
95 Marshall et al., »Exteroceptive Expectations Modulate Interoceptive Processing«
96 Fossella, »Human Nature, Buddha Nature«
97 Cannon, *Zwischen Leben und Tod*
98 Newton, *Die Abenteuer der Seelen*

99 Cannon, *Zwischen Leben und Tod*

100 Judith, *Eastern Body, Western Mind*, S. 392–397

101 Weiss, *Directing Our Inner Light*, S. 16

102 Carter et al., *Das Gehirn*

103 Porges, *Die Polyvagal-Theorie*

104 Carter et al., *Das Gehirn*

105 Kunz und Krieger, *Die Spirituelle Dimension des Heilens*

106 Karpman, *Karpman's Triangle*

107 Hendrix und Hunt: *So viel Liebe, wie Du brauchst*

108 Ogden, Minton, Pain, *Trauma und Körper*

109 *Diagnostic of Statistical Manual of Mental Disorders*, S. 271

110 Menakem, *My Grandmother's Hands*, S. 19

111 Judith, *Eastern Body, Western Mind*, S. 38

112 *Diagnostic of Statistical Manual of Mental Disorders*, S. 271 f.

113 Paulsen, *Trauma und Dissoziation mit neuen Augen sehen*

114 Courtois und Ford, *Komplexe Traumatische Belastungsstörungen und ihre Behandlung*

115 Dana, *Die Polyvagaltheorie in der Therapie*

116 Lanius, Paulsen, and Corrigan, *Neurobiology and Treatment of Traumatic Dissociation*, S. 208

117 Lanius, Paulsen, and Corrigan, *Neurobiology and Treatment of Traumatic Dissociation*, 220

118 Nakken, *The Addictive Personality*, S. 35

119 Ogden and Fisher, *Sensorimotor Psychotherapy*, S. 356

Über die Autorin

C. J. Llewelyn, M.Ed., LPC, ist Ehe- und Familientherapeutin, ausgebildete Therapeutin für Interne Familiensysteme (IFS) nach Richard C. Schwartz und behandelt mit der EMDR-Methode (Eye Movement Desensitization and Reprocessing). In ihrer Arbeit stützt sie sich darüber hinaus auf die Polyvagaltheorie nach Stephen Porges, die Energiepsychologie, die Chakrenlehre und feinstoffliche Energiearbeit. Außerdem ist sie Reiki-Meisterin in der Tradition von Dr. Usui Mikao, dem Begründer der Reiki-Lehre. C. J. Llewelyns Leidenschaft ist es, Körperarbeit, Psychologie und Spiritualität zu verbinden, um Traumata zu heilen und das persönliche und spirituelle Wachstum ihrer Patientinnen und Patienten zu fördern.

Schreiben an die Autorin

Wenn Sie mit der Autorin in Kontakt treten möchten oder weitere Informationen zu diesem Buch wünschen, schreiben Sie ihr bitte zu Händen von Llewellyn Worldwide Ltd., und wir werden Ihre Anfrage weiterleiten. Sowohl die Autorin als auch der Verlag freuen sich darauf, von Ihnen zu hören und zu erfahren, wie Ihnen das Buch gefallen hat und ob es für Sie hilfreich war. Llewellyn Worldwide Ltd. kann allerdings nicht garantieren, dass jeder Brief von der Autorin beantwortet wird. Bitte schreiben Sie an:

C. J. Llewelyn, M.Ed., LPC
c/o Llewellyn Worldwide
2143 Wooddale Drive
Woodbury, MN 55125–2989, USA

Bitte fügen Sie einen selbstadressierten und frankierten Rückumschlag bei, oder 1,00 Dollar zur Deckung der Kosten. Wenn Sie von außerhalb der USA schreiben, fügen Sie bitte einen internationalen Rückantwortschein der Post bei.

Viele der Llewellyn-Autoren haben Websites mit zusätzlichen Informationen und Materialien.
Weitere Informationen finden Sie unter www.llewellyn.com.